TRAITEMENT DES MALADIES
par la doctrine hygiénique Végétale
MOULIN-ARTHAUD

MANUEL
de la
SANTÉ

Par le Docteur ARTHAUD

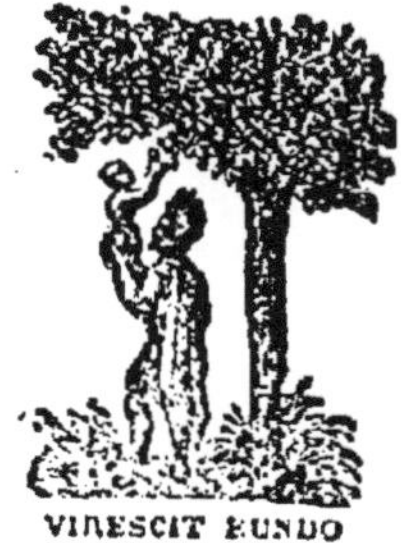

PARIS

PHARMACIE MOULIN

3o, Rue Louis-le-Grand.

Hygiène 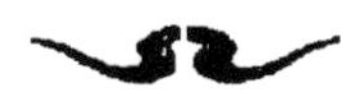 et Santé

MANUEL du Docteur ARTHAUD

POUR LA CONNAISSANCE ET LE TRAITEMENT

DES MALADIES

NOUVELLE ÉDITION REVUE ET AUGMENTÉE

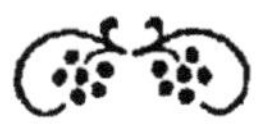

PARIS

PHARMACIE MOULIN

30, RUE LOUIS-LE-GRAND.

LE DIABÈTE

ET

LES MALADIES DE L'ESTOMAC

(DYSPEPSIES, GASTRITES, GASTRALGIES)

SONT GUÉRIS PAR L'EMPLOI DES

PILULES GLYCOCIDES COULPIER

Voir article les concernant à la page 113.

HYGIÈNE ET SANTÉ

TRAITEMENT DES MALADIES

Par la Doctrine hygiénique de MOULIN-ARTHAUD

INTRODUCTION

Le manuel que nous offrons à notre clientèle dévouée n'a pas de prétention scientifique. Nous nous efforcerons, au contraire, d'en écarter les termes techniques en le mettant à la portée de l'instruction médicale de tout le monde.

Partant de ce principe, nous avons cru pouvoir diviser les fonctions de la vie en deux classes : la nutrition et la respiration.

Ceci étant établi, tous nos efforts doivent tendre à ce que ces fonctions importantes s'exercent régulièrement.

Un point très important pour la nutrition, c'est le choix des aliments. L'homme n'est ni herbivore, ni carnivore, d'une façon absolue. Celui qui se nourrirait exclusivement de viande, ne tarderait pas à succomber, et ceux qui ne mangent que des légumes ne peuvent se soutenir que par des infractions nombreuses qu'ils font à la règle générale, en associant à leurs aliments, le lait, le beurre et les œufs, produits de nature animale, sans compter le poisson, etc.

Nous n'insisterons pas sur l'utilité de l'association du régime végétal et animal. Depuis longtemps nos excellentes ménagères françaises savent associer ces deux genres d'alimentation, pour la plus grande satisfaction de notre palais et de notre estomac.

L'aliment introduit dans la bouche subit l'action de la mastication.

Les dents sont chargées de cette opération mécanique et trouvent dans la langue un auxiliaire utile. La salive sécrétée par les glandes salivaires devient beaucoup plus abondante à ce moment.

On a calculé que sur 1 kil. 500 de salive sécrétée en 24 heures, 1 kil. 200 environ l'était pendant les 2 heures consacrées à la mastication.

La salive sert à imprégner les aliments, à faciliter la déglutition ; mais là ne se borne pas son rôle. Outre les sels alcalins qu'elle contient, elle renferme aussi une matière organique extrêmement curieuse, connue sous le nom de ptyaline, ou diastase salivaire. Un kilogr. de salive contient environ 2 grammes de ptyaline, soit $1/500°$; mais cette quantité peut suffire à transformer en sucre 4 kilogr. de fécule. On voit par là l'influence qu'exerce la salive sur les féculents : pomme de terre, pain, pois, etc. En laissant séjourner quelque temps une hostie dans la bouche on perçoit une saveur sucrée assez sensible, indice de la transformation de l'amidon en sucre.

Après la mastication, le bol alimentaire est poussé par la langue, jusqu'à l'isthme du gosier. Ensuite, par un effort de la volonté, il passe dans le pharynx pour se rendre dans l'œsophage.

Une fois dans l'œsophage, les aliments sont soustraits à l'influence de la volonté et parcourent ce long tube, en vertu du mouvement péristaltique, commun aux autres organes de la digestion ; cependant, les mouvements inspiratoires exercent une influence accélératrice sur la déglutition.

L'estomac est situé au-dessous du diaphragme, à peu près sur le même plan que le foie et la rate. C'est un réservoir musculo-membraneux en forme de cornemuse, qui se dilate pour recevoir les aliments, et exerce pour cette raison une pression sur les autres organes situés dans l'abdomen et même ceux qui sont placés au-dessus du diaphragme. C'est ce qui explique le sentiment de gêne dans la respiration et aussi le besoin d'uriner et d'aller à la garde-robe, qu'éprouvent les personnes qui ne savent pas mesurer la capacité de leur estomac.

De la bouche à l'estomac les aliments n'éprouvent pas de modification ; ils y arrivent du reste très rapidement ; mais, une fois là, ils ont à subir l'action du suc gastrique, avec lequel ils sont continuellement mis en contact par les mouvements des fibres longitudinales et transversales de cet organe.

Pour nous servir d'un exemple peu scientifique, mais frappant, les aliments subissent à peu près dans l'estomac la même opération que le grain de café dans un brûloir, chaque partie est mise successivement en contact avec les parois de l'estomac.

Après 4 heures environ, la chymification est opérée, autrement dit, le contenu de l'estomac est entièrement transformé en une espèce de bouillie, chyme, qui s'écoule graduellement dans l'intestin grêle, où elle subit encore l'action du suc pancréatique et de la bile chargés d'émulsionner les corps gras qui ont résisté à l'action de la pepsine et des acides du suc gastrique. Cette action se continue encore dans le gros intestin, et l'absorption se fait dans tout le trajet de l'estomac à l'anus. Mais c'est dans l'intestin grêle que se trouve cette quantité innombrable de petits vaisseaux désignés sous le nom de villosités. Ces vaisseaux remplissent le rôle du chevelu dans les racines des plantes : ce sont eux qui pompent le suc élaboré nommé chyle, le séparent des fèces, et le jettent dans la circulation au moyen des vaisseaux chylifères, qui se rendent dans les veines.

Les veines sont chargées de transporter au cœur ce sang, mélangé de chyle et de lymphe, en le faisant passer par les poumons, qui lui communiquent les qualités voulues, à l'aide de l'oxygène qui leur est apporté par les bronches, au moyen des phénomènes de l'inspiration.

Le sang conducteur de la chaleur animale pénètre dans tous les organes à l'aide de la circulation, distribue les principes nutritifs à tous les tissus organiques et est la source des sécrétions et des exhalations.

Maintenant que nous connaissons les différents organes qui concourent à la confection du sang, c'est-à-dire à la nutrition, nous nous rendrons facilement compte de l'importance qu'il y a à entretenir les organes en bon état.

On ne s'étonnera pas non plus, si nous affirmons que la plupart des maladies proviennent de leur mauvais entretien.

On a assez justement comparé l'ensemble du tube digestif à un filtre chargé de laisser passer les liquides purs et de retenir les corps étrangers. Il y a donc un intérêt puissant à tenir ce filtre continuellement en bon état. Le moyen le plus simple, c'est de ne pas le surcharger de matières qui entravent son fonctionnement naturel.

Si vous mangez trop à la fois, vous distendez votre estomac outre mesure et vous entravez par là le mouvement des fibres musculaires, chargées de mettre le bol alimentaire en contact avec le suc gastrique. De là, séjour trop prolongé des matières dans les organes et décomposition partielle, dont l'effet le plus apparent consiste dans la formation de gaz qui s'échappent plus ou moins facilement, soit en éructations, soit par le rectum ; dépôt sur les muqueuses d'une matière saburrale qui va sans cesse en augmentant, de manière à former une couche épaisse jusque sur la langue.

La même chose arrivera si vous introduisez des aliments qui ne soient pas d'une digestion facile, tels que substances trop grasses, charcuterie ou féculents en trop grande quantité, viande, poisson ou légumes d'une fraîcheur douteuse, etc., pour ne parler que des aliments solides. Pour les liquides, nous recommanderons absolument d'éviter de boire des liqueurs alcooliques à jeun, même le vin.

Pendant les repas, le vin coupé d'eau forme la boisson la plus convenable. Ce n'est qu'après que l'on peut en boire un peu de pur, et, si l'on veut, un petit verre de liqueur. La raison qui nous fait proscrire les liqueurs alcooliques à jeun, c'est que la pepsine, dont nous avons pu apprécier l'importance, est précipitée par l'alcool ; c'est donc un élément sérieux enlevé à la force digestive. Aussi les gens qui s'alcoolisent ont-ils en général peu d'appétit.

Ce que nous avons dit précédemment s'applique à l'homme bien portant, celui dont toutes les fonctions se font régulièrement. Celui-là se mettra à l'abri de toute espèce de maladie s'il a le soin de se purger au printemps et à l'automne pendant 8 à 10 jours, avec des doses variant de 3 à 6 pilules Moulin-Arthaud.

Un jour n° 1, le lendemain n° 2.

Malheureusement, cet idéal de santé se rencontre bien rarement, et l'on peut dire qu'il y a beaucoup plus de personnes souvent malades qu'il n'en existe d'habituellement bien portantes.

Nous ne nous arrêterons pas à faire l'éloge de notre traitement purgatif et dépuratif.

Nous ne connaissons pas de malades auxquels il n'ait apporté un soulagement marqué, et presque toujours, sauf les affections organiques, la guérison est assurée.

Notre intention n'est pas de nous substituer au médecin dans tous les cas : nous voulons seulement apprendre à chacun à se soigner, dans les circonstances où son concours n'est pas nécessaire ; ou de ne pas laisser empirer le mal dans certains moments où son arrivée se fait trop attendre.

Nous avons consacré quelques chapitres à un aperçu général sur les agents purgatifs et les tempéraments, et nous terminerons par un résumé succinct des indispositions ou maladies les plus fréquentes.

Agents purgatifs.

Les purgatifs sont des substances qui jouissent de la propriété de provoquer des évacuations intestinales d'après une action qui leur est propre et qui varie avec chaque espèce.

Les anciens, qui admettaient un certain nombre d'humeurs, avaient établi, en conséquence de cette théorie, des purgatifs spéciaux pour chacune d'elles. Ils supposaient que les uns avaient la propriété d'évacuer la bile, les autres la sérosité ou la pituite, et d'autres, les humeurs réunies.

Le temps a fait justice de toutes ces hypothèses, et on ne s'attache plus aujourd'hui qu'aux distinctions qui reposent sur des effets évidents. On divise les purgatifs, d'après leur manière d'agir, en purgatifs faibles ou laxatifs et en purgatifs forts ou cathartiques.

Chacun d'eux peut être employé de diverses manières et dans l'intention de produire des effets différents, à des doses variables, suivant la force et la gravité de la maladie, et suivant aussi le tempérament du malade.

Il suffit de jeter un coup d'œil sur la liste si grande des purgatifs pour être convaincu que les propriétés purgatives ne résident pas dans un principe unique, ou même dans des principes analogues. On trouve, en effet, parmi les purgatifs, des acides, des sels, des résines, des principes extractifs et des huiles fixes, qui tiennent en solution des corps plus ou moins irritants.

Il résulte nécessairement de la diversité des principes immédiats dans lesquels se retrouvent les propriétés purgatives, une foule de nuances différentes. Chaque purgatif envisagé à part, a une manière d'agir qui lui est propre et qui diffère essentiellement de celles de toutes les autres, de sorte qu'il n'y a aucune analogie parfaite d'action entre eux, et que les distinctions qu'on a établies sous ce point de vue sont toutes artificielles.

On a admis une très grande différence entre les purgatifs et laxatifs, et elle est, en effet, très tranchée, si on oppose aux purgatifs les plus doux, les drastiques les plus énergiques ; mais il y a, entre ces extrêmes, plusieurs intermédiaires qui rendent la démarcation moins sensible.

La manne, qui n'est qu'un simple laxatif, administrée à dose convenable, purge aussi bien et quelquefois mieux que le Calomel ou certains sels neutres qui appartiennent aux purgatifs.

Parmi les huiles qui offrent de si grands rapports, relativement à leurs propriétés chimiques, les unes, comme les huiles douces, n'agissent que par une simple propriété relâchante ; les autres, comme les huiles de ricin et d'euphorbe, purgent en général si doucement que plusieurs praticiens les considèrent comme des laxatifs, tandis que l'huile de croton est un des drastiques les plus violents.

Sous ce rapport, les laxatifs semblent encore se confondre avec les purgatifs, si l'on considère que les premiers deviennent quelquefois aussi énergiques que les seconds sur des sujets irritables ou nerveux, tandis que chez des individus d'une constitution tout opposée, les purgatifs violents n'agissent que très légèrement.

Il est impossible toutefois de ne pas admettre entre eux des distinctions assez remarquables.

La propriété des laxatifs paraît être le résultat d'une digestion imparfaite et troublée.

Les purgatifs doux ont une action plus prononcée sur l'intestin grêle. Ils augmentent les diverses sécrétions de la membrane muqueuse des intestins. Les uns agissent plus spécialement sur les glandes intestinales ; les autres sollicitent les contractions des tuniques musculaires de l'intestin.

D'autres agissent des deux manières à la fois, en provoquant une action musculaire plus grande et une sécrétion plus abondante des follicules intestinaux, de la vésicule et de la glande pancréatique.

Les premiers sentiments de malaise, dus à l'absorption d'un purgatif, se prolongent d'autant plus que la dose est plus forte, comparativement au tempérament du malade. A ces phénomènes causés par l'imprégnation de tout l'organisme par le médicament, succède promptement, si la purgation a été convenablement administrée, un état de calme, un sentiment de bien-être accompagné d'un ralentissement du pouls et d'une disposition au sommeil. Vingt fois sur trente, le pouls devient plus tranquille et plus calme, ce qui a fait dire aux anciens que « purger, c'est saigner ».

Plusieurs effets consécutifs généraux succèdent à ces phénomènes primitifs. Les organes intestinaux, débarrassés de matières étrangères, et modifiés dans leur sensibilité et leur conctractilité, reprennent une nouvelle activité ; l'appétence pour les aliments se manifeste de nouveau et augmente d'une manière sensible ; le malade se trouve plus libre dans tous ses mouvements, plus fort et plus dispos ; les facultés morales même ne sont point étrangères à l'excitation générale qui se produit ; l'absorption intestinale se fait avec plus d'énergie ; tels sont les phénomènes généraux consécutifs des purgatifs administrés dans des circonstances convenables.

En négligeant, au reste, les extrêmes de la médication purgative et ne considérant que les effets généraux des purgatifs, on peut les réduire à ceux-ci :

1° Ils débarrassent le canal intestinal de son contenu ;

2° Ils excitent plus ou moins les membranes muqueuses de l'intestin dans une partie de son étendue et appellent, par suite de cette fluxion passagère, une sécrétion plus abondante des fluides biliaires, pancréatiques et muqueux, et une véritable dérivation du sang vers l'abdomen ;

3° Ils déterminent, en raison même de cette excitation, un notable accroissement de virilité dans tout le système abdominal, et particulièrement dans le système lymphatique absorbant de ces organes ;

4° Ils provoquent une action plus ou moins remarquable sur le système nerveux ganglionnaire qui réagit secondairement sur toute l'économie et même consécutivement une sorte de sédation. Les tempéraments lymphatiques et bilieux se prêtent plus facilement à l'usage des purgatifs. Il faut, en général, éviter de troubler par une médication purgative intempestive les flux hémorragiques de l'époque menstruelle ; il vaut mieux s'abstenir d'administrer des purgatifs pendant la durée de cette évacuation périodique.

Indépendamment des différences relatives aux climats, il faut aussi avoir quelques égards aux constitutions atmosphériques, qui modifient beaucoup l'influence des médications purgatives, comme celles de tous les autres agents thérapeutiques.

L'association de plusieurs substances purgatives modifie nécessairement leur action et souvent la rend plus grande et plus facile. Elle a souvent encore pour effet d'enlever à une d'elles la trop grande irritabilité qu'elle serait capable de produire dans telle circonstance, si elle c'ait employée seule. Ces heureuses combinaisons existent dans les Pilules végétales purgatives de Moulin-Arthaud, dont l'effet est toujours sûr et avantageux.

La médication par les Pilules de Moulin-Arthaud a fini par triompher des nombreux obstacles qu'on avait dressés contre son emploi : le nom du Dr Hamilton, en Angleterre, suffirait seul pour soutenir la réputation de la méthode purgative, par ses écrits et par son heureuse pratique, si beaucoup d'autres médecins anglais, allemands, américains, russes et français n'en constataient pas tous les jours l'efficacité.

Les Pilules dépuratives de Moulin-Arthaud sont, en effet, un moyen héroïque dans un grand nombre de maladies et ne peuvent être remplacées par aucun autre agent thérapeutique.

Quoi qu'il ne soit pas possible d'isoler dans la médication purgative les divers effets principaux qu'elle produit, le médecin doit toujours avoir en vue de déterminer plus particulièrement l'un ou l'autre de ces effets ; c'est d'après cette considération que nous examinons l'emploi qu'on peut faire des purgatifs.

De tous les résultats de la médication purgative, le plus constant est sans doute l'évacuation intestinale ; c'est aussi celui que le praticien se propose d'abord d'obtenir, puisqu'il n'y a pas d'effet purgatif sans cette évacuation.

Il est même un grand nombre de cas où il n'y a pas d'autre indication à remplir, comme par exemple, dans toutes les constipations opiniâtres qui ne dépendent que de l'atonie du canal intestinal, lorsque l'intestin contient des matières qui peuvent acquérir un certain degré d'altération et devenir nuisibles ; c'est alors que les purgatifs sont employés avec le plus grand succès.

Dans certaines affections chroniques de l'intestin, il est souvent nécessaire de débarrasser ces organes des matières irritantes qui prolongent la maladie par leur contact, ainsi que dans les engorgements du foie, nous trouvons un grand nombre d'exemples où les Pilules de Moulin-Arthaud ont produit et peuvent produire des effets remarquables.

Parmi les substances nuisibles qu'il est quelquefois nécessaire de chasser à l'aide des purgatifs, les vers intestinaux occupent certainement une place importante. Ils réclament l'emploi de purgatifs d'un effet sûr, et les Pilules de Moulin-Arthaud réussissent très souvent à expulser les vers intestinaux.

Le médecin se propose souvent, en employant la médication purgative, de stimuler seulement l'intestin, d'activer son énergie et de faciliter l'absorption ; c'est ordinairement dans cette intention, quand il y a dyspepsie, qu'on a recours aux pilules végétales dépuratives, au commencement des maladies chroniques qui exigent un bon état des voies digestives pour pouvoir commencer le traitement convenable.

C'est surtout dans le traitement de la syphilis ou des maladies de la peau qu'il est souvent utile de faire précéder la cure spéciale par l'emploi scientifique des Pilules Moulin-Arthaud.

Lorsque, dans les leucophlegmasies et les hydropisies, la médecine a recours aux pilules de Moulin-Arthaud et qu'elle en éprouve d'heureux effets, ce n'est pas seulement parce que ces moyens agissent comme évacuants, c'est encore parce qu'ils raniment l'énergie du canal intestinal, augmentent la faculté absorbante des intestins et réagissent ainsi sur toute l'économie. C'est à cause de cette réaction générale que produisent si bien les Pilules Moulin-Arthaud, réaction qui tend à favoriser la nutrition, qu'on peut recourir si souvent et sans danger à l'emploi de ce remède, souvent héroïque dans les hydropisies, sans affaiblir les malades,

parce que la débilité momentanée, produite par le purgatif, est promptement réparée par l'activité de l'absorption qui supplée aux pertes produites par les évacuations.

On conçoit facilement par cette raison comment certains hydropiques, déjà affaiblis, supportent cependant,
pendant des mois entiers, l'usage presque journalier
des Pilules Moulin-Arthaud et reprennent, sous l'influence de cette modification tonifiante, de l'appétit et
même de l'embonpoint, pourvu que le canal intestinal
soit dans un état sain. Mais cette excellente médication,
souvent curative, ne peut produire qu'une amélioration
souvent passagère dans les cas d'hydropisies compli-
quées d'altération organique des principaux organes,
du cœur ou des poumons, par exemple, dont l'intégrité
des fonctions est indispensable à la vie.

Il est beaucoup de cas où le but principal que le médecin se propose en ordonnant les Pilules végétales de
Moulin-Arthaud est de modifier la sensibilité du système nerveux ganglionnaire, comme dans les névroses
ou névralgies intestinales, qui cèdent admirablement
à leur emploi. Il est essentiel d'agir fortement dans ces
cas et d'administrer copieusement les pilules ; et, quoi
qu'on puisse combattre quelquefois avec succès ces
maladies par d'autres méthodes, on ne peut se dissimu-
ler néanmoins que l'emploi des pilules de Moulin-Arthaud en triomphe plus souvent et plus promptement,
et souvent même qu'elles sont la seule médication qui
réussisse.

Ce puissant moyen thérapeutique est employé avec
un égal succès dans plusieurs maladies nerveuses, principalement dans la manie, quelques épilepsies sans lésions organiques et dans la chorée. Cette dernière maladie nous a paru céder plus promptement à l'usage des
Pilules Moulin-Arthaud qu'à tout autre moyen.

De tous les effets purgatifs produits par les Pilules végétales de Moulin-Arthaud, un de ceux qui ont le plus d'influence, sans aucun doute, sur la curation de beaucoup de maladies, est la révulsion puissante qu'elles provoquent sur le canal intestinal.

Les liquides ne peuvent affluer dans toute l'étendue du canal intestinal et dans les organes abdominaux sans détourner cette même quantité de fluides de vaisseaux qui en étaient gorgés d'abord ; ils ne peuvent fluxionner l'appareil des organes abdominaux sans diminuer les congestions qui menacent la tête ou la poitrine.

Il en résulte que les Pilules de Moulin-Arthaud, en provoquant momentanément des engorgements intestinaux hémorroïdaux et utérins, réussissent d'une manière remarquable dans les congestions cérébrales et les paralysies déterminées par cette cause, dans les ophtalmies chroniques, les otites, les otorrhées chroniques, les engorgements des ganglions cervicaux, les pneumonies bilieuses, les congestions pulmonaires, les catharres chroniques, les hydropisies pulmonaires avec ou sans maladie de cœur.

Elles ne sont pas moins utiles, pour cette raison, dans quelques maladies générales dont les phénomènes se passent en partie à la peau, et qu'on désigne sous le nom de maladies cutanées : affections dans lesquelles il est souvent nécessaire de prévenir les suites fâcheuses des congestions qui peuvent se manifester vers la tête ou vers les principaux organes de la poitrine.

C'est, en effet, à la révulsion puissante que produisent les Pilules de Moulin-Arthaud sur le canal intestinal, qu'il faut en grande partie attribuer les effets précieux de ce moyen, recommandé avec tant de raison par d'habiles médecins qui, à la suite d'Hamilton, préconisèrent ce traitement dans l'anasarque accompagnant la scarlatine.

Les succès obtenus dans le traitement des maladies à l'aide des Pilules purgatives de Moulin-Arthaud engagèrent les médecins à les employer comme préservatif d'un certain nombre d'affections morbides ; leur attente ne fut pas souvent trompée. Elles peuvent souvent prévenir le retour de certains embarras gastriques chez des individus qui en ont été fréquemment atteints, de même qu'elles s'opposent facilement à des congestions cérébrales et pulmonaires.

Le nombre des médicaments purgatifs est des plus considérables. Cette richesse, qui s'accroît tous les jours, ne tarderait pas à atteindre même la limite de la superfluité, d'après le professeur Fonssagrives, s'il n'était bien certain qu'une étude attentive de chaque purgatif est appelée à lui donner un jour son individualité thérapeutique, à travers les limites de son action, et enfin à rejeter l'emploi de la plupart d'entre eux, même parmi les plus répandus, comme pouvant être parfois nuisibles.

Espérons qu'il en sera bientôt ainsi de ces nombreuses eaux minérales, aussi étrangères que peu naturelles, dont notre pays se trouve infesté, pour la plus grande gloire et le profit de ces bons Allemands.

II

Des Tempéraments.

Le tempérament est la conséquence et l'expression de la prédominance d'un des systèmes de l'organisme.

La diversité dans les divers tempéraments résulte des différences qui existent dans les rapports mutuels des liquides et des solides qui constituent le corps humain.

Le tempérament indique la constitution particulière à chaque individu, l'état particulier du sang qui fait que tel ou tel individu est ou n'est pas disposé à la suppuration, à l'inflammation des lymphatiques, ou aux hémorragies capillaires à la suite d'une blessure.

La constitution individuelle, qui est l'expression du plus ou moins de force de l'économie, résulte d'un rapport d'équilibre dans le développement des organes et dans l'énergie de leurs fonctions.

Le tempérament ne constitue qu'une partie intégrante de la constitution.

Le tempérament est produit par les différences d'action des nerfs et des divers liquides de l'organisme sur le corps humain, auquel ils communiquent une physionomie particulière.

Chaque tempérament est caractérisé par une apparence extérieure particulière, par un état spécial des fonctions et par une physionomie propre des maladies.

Le meilleur tempérament est celui où chaque système, chaque organe, est avec les autres dans les proportions les plus convenables au libre et au complet exercice de la vie ; malheureusement, cet équilibre se rencontre très rarement par suite des caractères d'organisation que chaque individu apporte en naissant.

Voulant éviter à nos lecteurs les ennuis et l'incertitude que pourrait leur occasionner la lecture de nombreux auteurs, dont les doctrines, pleines de vague et d'hypothèses, n'offrent, le plus souvent, qu'une apparence positive, nous évitons d'entrer dans des détails stériles et dans des discussions inutiles.

Il nous importe seulement de retirer de connaissances certaines d'anatomie et de physiologie, des faits qui permettent d'établir des états organiques distincts.

Bien qu'il soit très difficile d'établir les diverses

espèces de tempéraments, nous pensons que les auteurs anciens nous ont transmis beaucoup de vérités, et nous n'admettons pas, avec Georget, que ce soit le cerveau seul qui modifie l'organisme par sa prédominance ou par son infériorité.

Il est établi par nous que le tempérament est le caractère qu'on peut assigner à une disposition des humeurs, des tissus, et des fonctions de l'organisme.

On reconnaît quatre types primitifs de tempérament. Ce sont : le tempérament sanguin, le tempérament lymphatique, le tempérament bilieux et le tempérament nerveux.

Le tempérament musculaire ou athlétique ne doit être admis qu'à titre de constitution physiologique particulière.

Il ne serait pas exact de penser que les divers tempéraments ne se rapportent qu'aux variétés ci-dessus décrites ; car à vrai dire, il y a presque autant de tempéraments différents que d'individus, mais tous peuvent être ramenés à ces quatre formes principales, combinées entre elles en proportions variables et donnant lieu à des espèces intermédiaires.

Ce sont les tempéraments mixtes : bilioso-nerveux, nervoso-sanguins, etc., qui présentent la résultante organique de deux tempéraments mélangés.

Les tempéraments exercent une influence morbifique des plus manifestes.

Le *tempérament lymphatique*, que nous trouvons chez les personnes grosses et boursoufflées, est caractérisé par l'atonie des appareils, par leur peu d'activité. Les maladies dont elles sont affectées marchent lentement, elles ont peu de disposition à disparaître par la résolution et tendent à devenir chroniques.

Le tempérament lymphatique prédispose aux maladies chroniques des yeux et des oreilles, aux angines, au catarrhe intestinal, pulmonaire, vaginal, à certaines maladies de peau, telles que l'impétigo, le lupus, l'eczéma humide, à la scrofule, aux tubercules, au scorbut et à l'hydropisie.

C'est pour remédier aux nombreux et grands inconvénients du tempérament lymphatique que nous conseillons d'avoir recours à la médication purgative et reconstituante, si bien servie par les Pilules dépuratives et toniques de Moulin-Arthaud, dont l'administration sera corroborée par une poudre reconstituante au premier degré, résultant d'une heureuse combinaison des principes ferrugineux les plus facilement assimilables unis aux sels de manganèse si utiles en thérapeuthique. (*La Poudre ferro-manganique du Dr du Vivier.*)

Les sucs des végétaux dépuratifs qui sont employés dans la confection des Pilules Moulin-Arthaud, en débarrassant les vaisseaux lymphatiques et les ganglions auxquels ils se rendent, de leur excès de principes inutiles et même nuisibles à l'entretien de la vie, faciliteront l'hématose, ou la revivification du sang, pour l'entretien physiologique normal des liquides et des organes de la vie humaine.

Il en résultera pour les divers appareils une activité fonctionnelle plus grande et un relèvement de forces qu'il sera facile de conserver et d'entretenir par l'usage de la poudre ferro-manganique, dont l'heureux assemblage atténue les propriétés souvent trop irritantes des nombreuses préparations ferrugineuses employées seules.

Par l'usage savamment fait de ces deux médicaments, si faciles à suivre dans toutes les situations que la société nous impose, combien d'enfants débiles et souffreteux, de femmes délicates, de jeunes gens incapables de servir vaillamment la patrie, de vieillards précoces, retrouveront la force et la santé, qu'une mauvaise alimentation, des travaux prématurés et souvent excessifs, peut-être même des excès trop souvent renouvelés, leur avaient fait perdre !

Nous ne saurions trop recommander contre l'impétigo, l'eczéma humide, liés aux tempéraments lymphatiques, *La Pommade dermatique Moulin-Coulpier*, très utile dans le traitement de ces maladies.

Le tempérament bilieux résulte de l'influence qu'un excès de bile exerce sur l'organisme humain ; les viscères des personnes bilieuses, et le foie surtout, sont plus développés. L'action de ce dernier organe jouit d'une suractivité dangereuse surtout pour la perfection de son action éliminatrice.

La bile, chez les individus d'un tempérament bilieux, ne contient pas tous les principes de désassimilation qu'elle contient d'ordinaire chez une personne d'un autre tempérament. Il s'ensuit que le sang contient trop d'éléments d'élimination pour que les fonctions de nutrition s'opèrent librement.

Il en résulte dans certains organes un entassement de détritus inassimilables et nuisibles. Aussi, le tempérament bilieux prédispose-t-il aux exanthèmes, aux flux bilieux, aux phlegmasies aiguës et chroniques de l'intestin, aux hémorroïdes, aux maladies organiques du foie, aux affections cancéreuses.

La bile, dont les principales attributions sont d'émulsionner les matières grasses et de réduire en glucose les substances amyloïdes dont nous faisons usage dans notre alimentation quotidienne, ne peut remplir ces importantes modifications, indispensables à la santé et à l'entretien de la vie, si elle est chargée d'impuretés.

C'est principalement au printemps, à l'époque de l'ascension de la sève dans les plantes, au moment où l'organisation humaine éprouve également des changements physiologiques très marqués, et à l'automne, période intermédiaire entre les chaleurs fatigantes de l'été et les rigueurs pénibles de l'hiver, qu'il convient de recourir au système purgatif, comme étant spécialement capable de débarrasser l'organisme des fumerons que des combustions incomplètes ont laissés dans le contenu de nos vaisseaux et dans la trame de nos tissus.

Les pilules de Moulin-Arthaud, en commençant par celles n° 1 et continuant par celles n° 2, produiront les effets désirables et préserveront spécialement les personnes de tempérament bilieux des mauvaises et défavorables conséquences attachées à ce tempérament. La limonade végétale est très utile aussi, comme boisson rafraîchissante et pour favoriser l'action des pilules.

La *Pommade dermatique Moulin-Coulpier* sera d'un emploi très avantageux contre les maladies de peau développées sous l'influence du tempérament bilieux.

Le *tempérament sanguin* est celui dans lequel le système sanguin, les veines, les artères et les vaisseaux capillaires qu'elles forment sont plus développés et plus remplis.

Le sang des personnes affectées de ce tempérament contient un plus grand nombre de globules rouges, tandis que les leucocytes ou globules blancs sont en plus petit nombre. La fibrine est également en plus grande quantité dans ce liquide ; circonstances qui expliquent la grande tendance aux congestions et aux maladies inflammatoires chez les individus à tempérament sanguin.

Les fièvres inflammatoires, les phlegmasies aiguës, l'hyperthrophie du cœur, certaines hémorragies et surtout l'hémorragie cérébrale et les paralysies qui en sont la conséquence, telles sont les principales maladies auxquelles dispose ce tempérament.

Quels sont donc les médicaments efficaces qu'offre

la médecine contre un état morbide qui présente une si grande gravité ? L'hygiène offre des moyens utiles pour remédier aux inconvénients d'une santé aussi dangereuse ; mais souvent on remet à plus tard, parce que leur emploi doit être longuement et régulièrement utilisé. N'est-il pas plus simple et plus facile, par cela même que son effet est plus rapide, d'avoir recours à la médication purgative et en même temps dépurative !

Or, parmi les nombreuses préparations pharmaceutiques, plus ou moins heureusement inventées, nous n'en connaissons pas de plus utiles dans cet ordre de médicament, que les Pilules purgatives de Moulin-Arthaud, dont l'effet est toujours sûr et qu'on peut toujours prendre sans interrompre les occupations et les travaux de chaque jour.

Quatre des pilules n° 1, ou 4 du n° 2, suivant les forces des personnes malades, prises, le soir en se couchant, lorsqu'elles se sentaient la tête lourde avec accompagnement de vertiges, ont préservé beaucoup de personnes, d'apparence solide, de coups de sang trop souvent terribles en hiver, surtout chez les personnes âgées. Combien de gens n'ont pas été aussi heureux, parce qu'ils n'ont pas su prévoir les accidents qui les menaçaient depuis longtemps !

Les nombreux cas que nous pourrions citer à l'appui donnent à nos conseils une importance de premier ordre.

Le *tempérament nerveux* est représenté par une personne ordinairement maigre, pâle, débile et ayant toutes les apparences de la souffrance. Pourtant ses yeux sont pétillants et mobiles, les mouvements des membres sont rapides, le tissu graisseux ne gêne pas le mouvement des muscles.

Le système nerveux central et périphérique présente un degré très prononcé d'irritabilité. Le tempérament nerveux prédispose ceux qui en sont affectés aux *névroses*, à *l'épilepsie*, à *l'hystérie*, à *l'hypocondrie*, ainsi qu'aux *paralysies essentielles*, à la *diarrhée*, aux *névralgies*, à la *gastralgie*, aux *syncopes*, aux *palpitations*.

L'âge, le climat, l'hygiène et les médicaments, principalement l'hydrothérapie, peuvent modifier ou diminuer toutes ces dispositions à des maladies aussi redoutables ; et, parmi les préparations pharmaceutiques que le succès, l'usage et la mode ont préconisées, la première place appartient, sans conteste, à celles qu'on a appelées martiales, c'est-à-dire brevetées par Mars, ce dieu de la force, surnom que les anciens avaient donné au fer et à ses dérivés.

Nous l'avons déjà dit précédemment, mais nous ne saurions trop le répéter, l'heureuse association du fer et du manganèse, les deux types primordiaux des toniques, au bicarbonate de soude, le sel, peut être le plus utile à la digestion, en a fait une préparation d'une efficacité que nul autre médicament n'a encore pu réaliser jusqu'ici. Les anciens l'ont dit avec raison : « Le fer est le modérateur des nerfs ». Donnez aux personnes nerveuses une préaparation ferrugineuse assimilable, c'est-à-dire qui se combine facilement avec les liquides et les solides de l'organisme, et bientôt vous les verrez perdre l'irritabilité qui les dévorait, résultat fatal de ce tempérament, comparable à la robe de Nessus consumant sa victime.

Le sang, mieux nourri, ne sera plus l'esclave de l'influx nerveux qui le dominait ; les fonctions variées et nombreuses de l'organisme ne seront plus entravées, et leur jeu régulier ne sera plus dévié de sa voie naturelle.

Dans cette bienfaisante préparation scientifique, il y a tout ce qu'il faut pour fortifier l'organisme, faciliter la digestion et rendre aux personnes nerveuses la force

nécessaire pour arrêter les mauvais effets de leur nervo
sisme si pénible, et souvent si difficile à traiter.

III

Maladies de l'Estomac et des Intestins.

L'estomac et les intestins sont les organes principaux
de la digestion que viennent parfaire les liquides sécré-
tés par le foie et par le pancréas. La membrane muqueuse, ou la peau retournée, qui tapisse l'intérieur de
ces organes, est d'un blanc cendré chez l'homme adulte ;
elle devient légèrement rosée pendant la digestion ; elle
forme, dans leur cavité, des replis plus ou moins épais
et nombreux. Quand l'estomac est rempli, ces replis
disparaissent et la muqueuse paraît absolument lisse.
De petites villosités recouvrent sa surface. Des muscles
renforcent cette membrane et facilitent son action, en
augmentant la sécrétion des nombreuses glandules et
en triturant les aliments. Les matières introduites dans
le tube digestif sont l'excitant physiologique de ses contractions.

On doit à William Beaumont, chirurgien militaire
aux États-Unis, de précieuses observations faites sur un
Canadien qui portait une large plaie à l'estomac, espèce
de fenêtre par laquelle ce médecin put étudier quelques-
uns des secrets de la digestion stomacale.

Lorsque les matières alimentaires introduites dans
l'estomac résistent à l'action du suc gastrique et séjour-
nent longtemps dans ce viscère, elles y font naître une
sensation de pesanteur bien connue d'un grand nombre
de malades.

La physiologie nous fait voir que l'estomac est étroi-
tement uni par les nerfs à toutes les parties du corps.
Il est tour à tour le point de départ ou l'aboutissant

de nombreuses influences morbides ; ses fonctions se dérangent souvent à l'occasion de maladies aussi variées par leur siège que par leur nature.

L'action par laquelle l'estomac chimifie l'aliment est complexe ; il faut, indépendamment des contractions de ce viscère, la présence d'un liquide dissolvant dans des proportions et avec des qualités déterminées.

Les troubles de l'innervation, ainsi que ceux de la circulation, peuvent déranger et modifier la sécrétion de ce liquide.

Il est hors de doute que l'estomac sympathise avec les parties supérieure et inférieure du tube digestif.

C'est un aphorisme presque populaire, que la langue est le miroir de l'estomac. D'autre part, l'estomac exerce une influence sympathique évidente sur les intestins, dont il met en jeu la sensibilité et la contractibilité. La sympathie de la muqueuse digestive avec la peau est prouvée par l'apparition de l'urticaire, à la surface cutanée, après l'ingestion de certaines substances et en particulier des moules. Il y a réciproquement influence de l'estomac sur le cerveau dans les cas de bonne ou de mauvaise digestion : la migraine provoque souvent les vomissements.

La connexion symphatique de l'estomac avec la matrice est trop étroite et trop connue pour que nous soyons obligé de la démontrer. Il en est de même pour les maladies des reins et de la vessie. Nous ne ferons pas de l'estomac, à l'exemple d'un certain nombre de médecins, le premier organe de l'économie ; nous reconnaissons qu'en raison de ses connexions fonctionnelles ou sympathiques, il est, selon l'occasion, l'aboutissant et le point de départ de phénomènes très importants. Mais on ne peut le mettre sur la même ligne que les organes de l'innervation et de la circulation dont il ne saurait se passer.

La participation du système nerveux et des autres appareils à plusieurs des opérations de l'estomac est évidente, dans beaucoup de cas où ces fonctions se dérangent par contre-coup.

Il résulte de cette influence indéniable que, dans la thérapeutique des maladies de l'estomac, il sera de première importance de s'en prendre aux influences des autres viscères dans une foule de dérangements de la digestion.

Il ne faut pas, toutefois, ne considérer l'estomac que comme un réservoir inerte et passif, car souvent il réagit sur les autres organes.

Quand les organes digestifs sont malades, l'absorption souffre ; elle ne peut bien s'effectuer quand les matériaux sur lesquels elle opère sont altérés. Or, l'absorption tient sous sa dépendance l'hématose ; le sang ne recevant plus les éléments réparateurs dont il a besoin, s'appauvrit et la nutrition devient incomplète : le malade maigrit, perd ses forces, et l'état cachectique en sera la conséquence forcée si une thérapeutique rationnelle n'y met promptements ordre.

Des causes nombreuses agissent sur l'estomac pour le rendre malade. Par leur qualité et leur quantité, les aliments, les boissons, les poissons, les corps étrangers se placent en première ligne ; puis nous trouvons la chaleur et le froid ; enfin une foule de causes plus ou moins connues auxquelles on donne le nom de causes épidémiques ; une obscurité plus grande cacherait encore le mécanisme des causes dues à une pertubation du système nerveux, à des émotions vives, à des chagrins, à une maladie générale, si la science n'avait éclairé de son flambeau cette branche de l'art de guérir. Les maladies propres à l'estomac se divisent en plusieurs espèces : les *dyspepsies chimiques*, la dys pepsie flatulente en est le résultat fréquent ; c'est une affection dans laquelle la digestion ne se fait pas naturellement, parce que le suc gastrique est en trop petite ou en trop grande quantité, ou bien parce qu'il n'a pas les propriétés chimiques nécessaires à son action.

Les *dyspepsies physiques* dépendent de corps étrangers ou d'une altération anatomique des tissus musculaires ou glandulaires de cet organe ; altération qui produit souvent la dilatation de ce viscère, ce qui le rend incapable d'agir convenablement.

Les *dyspepsies nerveuses*, ayant leur siège dans l'estomac lui-même ou provenant d'une influence sympathique d'autres organes. D'après cette division simple autant que claire, il est facile de voir qu'avant d'ordonner un traitement, le médecin devra s'enquérir scrupuleusement de la nature de la maladie, afin d'éloigner les causes qui l'ont produite. Le traitement variera donc d'après l'espèce de dyspepsie reconnue.

La *gastralgie* ou douleur stomacale, accompagne souvent les diverses espèces de dyspepsie ; d'autres fois elle existe seule comme symptôme nerveux.

Le ramollissement de la muqueuse stomacale n'est qu'un des résultats des dyspepsies et souvent le premier degré des diverses ulcérations de cet organe. Pour les intestins nous éviterons à nos lecteurs de leur répéter les mêmes divisions.

Parmi les symptômes des maladies du tube digestif, les uns sont locaux, et consistent dans une perversion des actes des organes malades ; les autres résultent du dérangement des digestions et, par suite, de l'enchaînement naturel des fonctions ; d'autres symptômes sont sympathiques.

Il nous suffira de citer l'anorexie, ou l'inappétence, la boulimie, état dans lequel la faim a besoin d'être satisfaite très promptement, les perversions digestives, le pyrosis, ou sentiment de brûlure, les vomissements, pour que les malades y reconnaissent facilement le symptôme qui prédomine dans leur maladie.

Parmi les résultats presque immédiats et fréquents des maladies de l'estomac, nous avons cité la dilatation de cet organe ; elle a des symptômes qui lui sont propres et son traitement comporte des indications particulières.

Elle résulte de l'accumulation de substances alimentaires ou d'un dégagement considérable de gaz.

A ce propos, nous insisterons sur les mauvais effets des eaux artificielles et des eaux minérales surchargées, dont beaucoup de personnes abusent si fréquemment. Dans ces conditions de dilatation, l'estomac ne peut agir ni physiquement en triturant les substances alimentaires, sur lesquelles il n'a plus prise, ni chimiquement parce que ses glandes, n'étant plus excitées par le contact des aliments cessent de produire les sucs nécessaires à la digestion.

Le renouvellement fréquent de cette dilatation fait perdre peu à peu aux fibres de l'estomac, la propriété de se contracter, de revenir sur elles-mêmes, ainsi que la sensibilité, ce qui produit une inertie bientôt difficile à guérir. L'abus des eaux artificielles et des eaux naturelles, trop riches en gaz ou surchargées, réduisent l'estomac à ne plus être souvent qu'un sac inerte, incapable de digérer.

La distension des voies digestives par les liquides et par les aliments pris en trop grande quantité produit les mêmes résultats qu'une tumeur cancéreuse, qui, siégeant au pylore, gênerait au passage et à l'écoulement des substances ingérées et produirait des vomissements fréquents.

Nous ne parlerons pas des hémorragies essentielles des voies digestives, car elles sont rarement des maladies, mais plutôt le symptôme d'affection de ces or

ganes. En effet, sauf la dyssenterie, affection caractérisée par de fréquents besoins, suivis de très petites
selles glaireuses et sanguinolentes, nous ne voyons pas
de maladies du tube digestif dans lesquelles l'hémorragie constitue un élément essentiel de la maladie.

La *gastro-entérite aiguë* est rare, comme maladie
idiopathique ; mais il n'en est pas de même de la *gastro-entérite chronique*, qui succède souvent à la première.

La douleur appelée crampe, est un des caractères de
cette maladie : tantôt elle est provoquée par la pression, d'autres fois l'ingestion d'aliments indigestes ou
trop abondants, ou l'indigestion la font naître.

Le plus souvent l'appétit est diminué, quelquefois
il est nul ; le dégoût pour les aliments et la crainte de
provoquer de la douleur ou des tiraillements l'expliquent. Le malade accuse du malaise, une ardeur brû-
lante, un gonflement de l'épigastre, des rapports acides,
souvent suivis de nausées et de vomissements qui parfois le soulagent. La constipation alterne d'ordinaire
avec la diarrhée ; mais quand la lésion occupe principalement les intestins, la diarrhée est de règle.

Le *catarrhe de l'estomac*, ou *pituite*, est le plus souvent un des symptômes de la gastrite chronique ; il est
caractérisé par des vomissements plus ou moins abondants d'un liquide glaireux, analogue au blanc d'œuf,
et qui ont lieu le plus ordinairement le matin à jeûn ;
on le rencontre fréquemment chez les personnes qui
font un grand usage de boissons alcooliques et chez
celles qui fatiguent trop fréquemment leur estomac par
de mauvaises digestions.

Le *catarrhe des intestins* est un des symptômes de
l'entérite chronique, il est caractérisé par de fréquentes
diarrhées, sans trace d'inflammation aiguë.

Les difficultés pour le diagnostic des maladies du

tube digestif sont dues à ce que souvent les symptômes locaux sympathiques masquent complètement les symptômes locaux. Par sa sagacité, un médecin éclairé parviendra le plus souvent à reconnaître la maladie qu'il sera chargé de guérir.

Une diète bien entendue, des boissons rafraîchissantes, des dérivatifs énergiques doivent former les bases du traitement ; l'attention du praticien doit être attirée sur la marche habituelle de ces maladies, qui ont une grande tendance à passer à l'état chronique.

Son but sera d'empêcher cette transformation par un traitement approprié.

Les eaux minérales à base de chaux ou de silice, très peu ou pas du tout gazeuses, sont préférables aux eaux sodiques et très chargées de gaz.

Les premières aident à la cicatrisation et diminuent la douleur, tandis que les secondes sont souvent trop irritantes.

Les purgatifs sont indiqués dans les cas où la maladie revêt la forme catarrhale ; les pilules d'Arthaud-Moulin ont été souvent très utilement employées. Ces évacuants modificateurs procurent de très heureux effets ; ils modifient l'irritation sécrétoire dont la membrane muqueuse des voies digestives est le siège.

Dans ces viscères comme dans plusieurs autres parties du corps, affectées de phlegmasies ou fluxions catarrhales, cette heureuse modification est fréquemment suivie d'une guérison complète.

Les affections nerveuses de l'estomac s'observent souvent et réclament un traitement qui diffère, sous plusieurs rapports, de celui qui est utile dans les cas de gastrite chronique. Dans ce cas, l'hydrothérapie favorise les effets des médicaments purgatifs reconstituants. Les purgatifs végétaux comptent de nombreux succès en réveillant les fonctions de la muqueuse des voies digestives.

En englobant dans une même description les maladies de l'estomac et des intestins, nous n'avons pas eu la prétention d'innover ; nous avons voulu éviter au lecteur des redites forcées et des répétitions fatigantes. Les mêmes réflexions s'appliquent souvent aux deux portions d'un même appareil, dont les fonctions ne sont pas les mêmes, mais s'entr'aident pour parvenir au même résultat final : la nutrition. Des liens intimes les unissent aussi dans leurs maladies, et souvent même les unes ne proviennent que de l'extension des autres.

Il existe cependant des lésions qui sont plus particulières aux intestins, et parmi elles nous trouvons les ulcérations tuberculeuses, celles de la fièvre typhoïde et les altérations produites par la présence des vers intestinaux.

Il n'entre pas dans notre plan de traiter des hernies ni des troubles que produit leur engorgement, pas plus que des nœuds que les intestins forment avec leurs nombreuses circonvolutions, ces lésions étant plus spécialement du domaine des chirurgiens.

Mais il est deux maladies des intestins dont la curabilité nous incombe particulièrement, nous voulons parler des *coliques saturnines et mercurielles* qu'il importe de ne pas confondre avec les névralgies ou les douleurs rhumatismales. Nous parlerons brièvement des coliques néphrétiques et des coliques hépatiques et nous terminerons par les hémorroïdes.

Vers intestinaux. — Les seuls vers intestinaux qui se trouvent chez l'homme sont le tœnia ou ver solitaire, ainsi appelé parce qu'on l'a cru longtemps solitaire, ce qui n'est pas ; car nous en avons souvent rencontré plusieurs expulsés en même temps ; le triocéphale dispar, l'oxyure vermiculaire et l'ascaride lombricoïde.

Nous ne les décrirons pas longuement, les sachant assez connus de nos lecteurs ; nous nous contenterons de donner quelques détails indispensables.

Le *triocéphale dispar*, dont le corps est capillaire dans la plus grande partie de son étendue et dont la tête est presque imperceptible, est long de deux à quatre centimètres ; on en observe quelquefois vingt et plus.

L'oxyure vermiculaire a un corps filiforme cylindrique, long de 5 à 10 millimètres au plus. C'est celui qui tourmente surtout les enfants, qui en ont souvent des milliers. *L'ascaride lombricicoïde* dont le corps est cylindrique est long de 8 à 30 centimètres ; il ressemble beaucoup au ver de terre, mais il est blanc.

Le *tœnia*, ou *ver solitaire*, est un ver plat comme un ruban ; ses anneaux se séparent facilement, et les personnes qui en sont affectées éprouvent une sensation désagréable lorsque, s'échappant par l'anus, il tombe et se colle sur les cuisses. Il y en a de deux espèces : le tœnia armé, plus dangereux, et le tœnia non armé, avec deux variétés d'après la longueur des anneaux.

De ce que certains médecins ont attribué aux vers intestinaux une importance trop grande dans la pathologie des enfants, il ne convient pas de restreindre par trop leur influence et de refuser de reconnaître les maladies et les symptômes auxquels ils donnent naissance.

Il faut, pour être sincère, avouer que les maladies occasionnées par la présence des vers dans le tube digestif sont peu connues, parce qu'elles ont été systématiquement étudiées. Il importe avant tout de bien apprécier les symptômes auxquels leur présence donne lieu et les moyens de distinguer les accidents qu'ils produisent de ceux qui dépendent d'autres causes.

La langue chargée, la salive plus abondante, l'haleine acide, des grincements de dents pendant le sommeil, un sentiment de picotement et de constriction à la gorge, un changement dans l'appétit en plus ou en moins, des nausées et quelquefois des vomissements, des coliques sourdes ou aiguës près du nombril, des picotements, le ballonnement du ventre, des vers ou des portions de vers dans les selles, l'amaigrissement, la pâleur du visage, la dilatation des pupilles et l'encadrement des yeux par un cercle bistré, des démangeaisons au nez ou à l'anus, une toux sèche pendant la nuit et souvent avant le repas, voilà les principaux symptômes qui permettent de soupçonner ou d'affirmer la présence des vers dans le tube digestif.

S'ils sont en grand nombre, les vers produisent une véritable irritation intestinale, même une inflammation dangereuse et la perforation des voies digestives, ainsi que le prouvent les faits publiés par Mondière, Guersant, Becquerel, Destrez, etc. Les convulsions déterminées par les vers sont très fréquentes, nous les avons souvent observées. Quelques espèces remontent dans l'estomac et sont rejetées par les vomissements.

On a constaté des cas de mort par asphyxie causée par l'introduction d'ascarides dans les voies aériennes.

L'hygiène joue un grand rôle comme moyen préservatif, prophylactique, contre la diathèse vermineuse ; mais quand on ne l'a pas appliquée, il faut nécessairement avoir recours aux vermifuges et aux purgatifs excitants. Tout le monde connaît les propriétés du semen contra, de la santonine, du calomel, du pétrole, de la mousse de Corse, de l'absinthe, des ténifuges, le kousso, l'écorce de racine de grenadier sauvage, l'huile essentielle de fougère mâle, les graines de citrouille, le kamala et quantité de remèdes secrets plus ou moins actifs.

Leur emploi n'empêche pas d'avoir recours aux purgatifs ; il les commande même.

Après l'administration d'un vermifuge qui, le plus

souvent, ne fait qu'endormir le ver, il est indispensable d'avoir recours aux purgatifs. Nous pouvons alors recommander, comme ayant fait leurs preuves, les Pilules Moulin-Arthaud ; à leur action spéciale, s'unit la propriété excitante particulière dont elles jouissent, qui ranime la force contractile souvent fatiguée des parois intestinales, et facilite la prompte expulsion des locataires du tube digestif, en même temps qu'elle aide à la sortie et au rejet rapide des œufs des vers par l'augmentation d'action qu'elles impriment aux sécrétions de la muqueuse gastro-intestinale, ce qui empêche leur reproduction et amène une guérison certaine que les vermifuges ne procurent pas toujours.

IV

Des Coliques.

Les coliques sont des douleurs vives dans le ventre. Nous ne parlerons pas ici de toutes les coliques décrites par les médecins de terre et de mer (ces derniers s'étant occupés spécialement des coliques sèches, qu'on rencontre souvent dans les pays chauds), nous limiterons cette partie de notre travail aux *coliques de plomb*, aux *coliques hépatiques* et aux *coliques néphrétiques*.

Les *coliques de plomb*, ou *coliques saturnines*, se rencontrent chez les ouvriers qui travaillent et qui emploient le plomb et ses composés divers, entre autres la céruse.

Le ventre de ces malheureux au teint jaunâtre, est rétracté et dur ; il est le siège de douleurs continuelles, accompagnées d'une constipation difficile à vaincre ; leurs gencives sont colorées en bleu ardoise qui forme un liseré autour de l'implantation des dents. Les vomissements sont fréquents, l'amaigrissement est très prononcé par suite de l'inappétence ; et ces malades meurent souvent de paralysie consécutive lente, mais progressive.

La méthode purgative possède contre cette terrible maladie une influence favorable qu'aucun médecin instruit n'oserait lui contester.

La constipation, difficile à vaincre dans la colique saturnine exige un traitement énergique ; il faut ranimer au plus vite la sensibilité déjà paralysée de l'intestin qui, ne rejetant pas le poison qu'il contient, favorise son absorption, en le laissant plus longtemps en contact avec la muqueuse, dont les propriétés absorbantes sont facilitées par l'inertie d'expulsion dont elle est frappée.

La méthode purgative offre un soulagement prompt et qui prévient la fréquence des rechutes, surtout quand elle est aidée par une alimentation largement lactée, l'administration de l'iodure de potassium, la limonade sulfurique, les bains sulfureux suivis de frictions chargées de rendre à la peau la faculté de reprendre ses fonctions éliminatrices, et les préparations opiacées qui seules sont capables de diminuer les douleurs.

Le fameux traitement de la Charité autrefois employé, était basé sur la méthode évacuante ; mais il est trop long et trop dégoûtant à prendre. Les Pilules Moulin-Arthaud l'ont détrôné ; leur emploi facile et leur effet certain assurent leur suprématie dans la plupart des cas. Les propriétés excitantes des végétaux qui entrent dans leur composition expliquent les bons résultats qu'elles procurent.

Les *coliques hépatiques* ont pour siège le foie et les canaux qui déversent la bile dans les intestins ; elles sont causées par le passage difficile d'un calcul à travers les vaisseaux biliaires, dont le calibre n'est pas assez grand pour leur livrer un libre parcours.

Ce sont des douleurs d'une extrême acuité, qui font que le malade, très inquiet, se tord en tous sens et ne sait quelle position prendre ; la région hépatique, principalement au voisinage de la vésicule biliaire, est excessivement sensible ; les vomissements en sont l'accompagnement forcé. La jaunisse produite par le passage de la bile dans le sang, est fréquente ; les matières fécales sont grises et les urines d'un jaune foncé.

Les purgatifs sont très utiles dans cette douloureuse maladie et les Pilules Moulin-Arthaud rendent d'incontestables services, ainsi que dans plusieurs autres maladies de foie, en favorisant les mouvements péristaltiques des intestins ; elles aident à la progression du ou des calculs du foie dans ses canaux, et à leur expulsion dans les voies intestinales ; elles rendent aux selles leur régularité et rétablissent les digestions.

Les *coliques néphrétiques* ont pour siège les reins, et sont déterminées par la difficulté qu'éprouvent des pierres, formées dans ces organes, à être expulsées par les uretères, « vu l'inégalité de calibre de leurs canaux et du calcul » dans la vessie où ils tomberont.

Aussi vives que les coliques hépatiques, elles siègent au niveau de la région lombaire, à droite ou à gauche, selon l'organe lésé, elles s'étendent en descendant obliquement, le long des voies urinaires. Elles provoquent souvent des vomissements, et ne cessent qu'après que le calcul est sorti du canal étroit qui le contenait.

De même que pour les coliques hépatiques, on a vanté un grand nombre de médications comme capables de guérir les coliques néphrétiques en dissolvant les calculs. Certaines eaux minérales ont prétendu à cette action ; mais il est prouvé qu'elles ne servent qu'à dissoudre la substance agglutinative qui réunit ensemble

les nombreuses granulations qui forment ces calculs
biliaires et rénaux.

En favorisant la nutrition générale, c'est-à-dire en
activant les actes d'assimilation qui s'opèrent continuellement dans l'organisme, les Pilules Moulin-Arthaud
seront un obstacle utile à la formation de ces dépôts.
Elles ont l'avantage d'opérer comme agent préservatif,
en débarrassant l'économie de ces déchets, provenant
d'une combustion incomplète de nos tissus dont le travail d'usure et de réparation se fait sans relâche.

Les *hémorroïdes* ou la dilatation des veines de la por-
tion terminale de l'intestin, sont toujours le produit,
chez une personne pléthorique et sédentaire, d'une alimentation trop échauffante, unie à une constipation fréquente.

Beaucoup de personnes connaissent, par elles-mêmes
ou par ouï dire leurs grands inconvénients. Nous n'a-
vons pas l'intention de répéter ce que nous avons dit
en parlant des tempéraments, mais c'est pour nous un
devoir de rappeler qu'avec l'usage modéré et fréquent
des Pilules dépuratives et purgatives de Moulin-Arthaud, il sera facile de ne pas avoir d'hémorroïdes et
de guérir celles dont l'existence a précédé la médication que nous conseillons.

V.

Hydropisies.

La connaissance de la production des hydropisies
porte sur trois points principaux : les appareils anato-
miques qui les opèrent, le mécanisme physiologique
qui met en action ces instruments, et les conditions pa-
thologiques qui les déterminent.

L'étude de l'homme sain et celle de l'homme malade se prêtent un secours mutuel ; et si la recherche des agents et du mécanisme de l'absorption et de l'exhalation jette de la lumière sur la production des hydropisies, à leur tour, les recherches sur cette grave altération survenue dans le corps humain, éclaircissent les questions relatives aux voies par lesquelles les liquides sont déposés et repris dans les différentes cavités de l'organisme et dans l'épaisseur du tissu cellulaire.

Cela se rapporte donc à l'anatomie et à la physiologie tant pour l'état de santé que pour l'état de maladie.

Le médecin praticien demande quelque chose de plus : il lui importe de découvrir, dans une hydropisie, des conditions qui lui servent d'indice sur le parti à prendre et sur la méthode curative à employer. C'est le point le plus important et sur lequel les opinions des médecins se sont beaucoup exercées.

L'hydropisie est le résultat d'un défaut de proportion entre l'absorption et l'exhalation, soit que l'une se soit accrue et l'autre diminuée, soit que ces deux états coïncident ensemble. Les belles expériences de Magendie ont éclairé cette question.

Les indications thérapeutiques des hydropisies ne se basent plus sur la présence seule du liquide séreux épanché sous la peau ou dans les cavités du corps humain, mais doivent remonter aux altérations préexistantes et génératrices.

Du rang de maladie que les hydropisies avaient dans l'ancienne médecine, elles sont passées au rang de symptôme, principalement des maladies du cœur, du foie, des reins, et des altérations du sang lui-même.

Le traitement des hydropisies comprend trois indications principales à remplir :

1° Combattre, quand elles sont symptômatiques, les affections primitives qui les ont produites.

2° Attaquer la condition générale de l'organisme.

3° Procurer, par une voie ou par une autre, l'écoulement des liquides accumulés.

Il n'entre pas dans le plan de ce travail d'examiner l'une après l'autre, les maladies qui produisent les hydropisies, ni d'exposer les moyens variés, plus ou moins efficaces dont la médecine peut disposer contre elles.

Nous insisterons d'autant plus sur les autres indications, car il est très important pour le praticien, de savoir distinguer à quelles conditions générales sont dues les hydropisies.

L'appréciation exacte de la diathèse qui la produit fournit au médecin des lumières sans lesquelles le traitement ne peut être heureux.

Combattre l'hydropisie, sans traiter l'état général qui lui donne naissance, serait une entreprise vaine qui n'aboutirait à aucun résultat utile. Mais à mesure que l'on se rend maître de la cause productive, il faut songer à l'évacuation des liquides épanchés, par quelqu'une des voies qui paraissent les plus favorables et par les moyens que la médecine est dans l'habitude d'employer à cet usage.

Ici les purgatifs s'unissent aux diurétiques et aux sudorifiques, quand il n'y a pas de douleurs, quand l'hydropisie est étendue, quand il n'y a ni fièvre ni phlegmasie, les Pilules d'Arthaud-Moulin sont toujours employées avec sûreté et ont donné quelquefois des résultats merveilleux. Mais il ne faut pas attendre pour cela que le malade soit tombé dans un état cachectique, ni que son estomac et ses intestins soient en mauvais état.

Les Pilules d'Arthaud-Moulin sont un moyen énergique d'agir sur le canal intestinal, de produire des évacuations aqueuses très abondantes et de déterminer une absorption qui, dans les cas favorables débarrasse le malade de la sérosité épanchée. Elles ont procuré des guérisons qui, à une époque peu éloignée de nous, auraient certainement fait crier au miracle (1).

Il est indispensable que le malade revienne, aussi souvent que son état de santé l'exige, à l'emploi de ces pilules, jusqu'à ce que la guérison soit assurée, autrement l'hydropisie renaît rapidement.

Les altérations que présente l'urine chez les hydropiques ont naturellement conduit les médecins à l'emploi des diurétiques. Cependant ces moyens sont loin de produire, dans tous les cas, une action sur laquelle on puisse compter. Il n'y a aucune série d'agents médicinaux plus précaires, dans leurs effets, que les diurétiques (soit la scille, la digitale, le jaborandi), car ils sont trop irritants et ils peuvent être encore nuisibles par leurs effets narcotiques.

Quoi qu'il y ait des exemples de guérison par les diaphorétiques (on appelle ainsi les médicaments qui provoquent la sueur), cependant l'incertitude est encore plus grande qu'avec les diurétiques.

Au premier rang des sudorifiques, il faut placer pour le traitement des hydropisies, ceux qui s'adressent directement à la peau, comme les bains de vapeur, les fumigations aromatiques, les bains de sable chaud. Les opiacés présentent trop de dangers pour que leur emploi soit recommandé sans ordonnance spéciale du médecin.

Le régime alimentaire que l'on doit prescrire aux hydropiques dépend de trop de conditions particulières pour que nous puissions donner ici aucune règle générale. Cependant nous dirons que la diète lactée, employée systématiquement, a souvent produit de bons effets, mais plus spécialement dans les maladies des

______

(1) Voir la lettre placée à la fin de ce chapitre.

reins, surtout la néphrite albumineuse, et dans les affections nerveuses du cœur.

Exemple de guérison d'Hydropisie.

« Monsieur,

« Je dois la vie à vos PILULES MOULIN-ARTHAUD. Atteint d'hydropisie depuis longtemps, il y avait trois mois que je ne pouvais plus me lever de mon fauteuil. Trois médecins m'avaient donné leurs soins, et, après avoir subi cinq ponctions, je n'aurais peut-être pas pu supporter la sixième, lorsqu'une de mes voisines, Mme Fleuriot, qui avait été guérie de la même maladie par vos Pilules, me donna votre adresse.

Je commençai le traitement dans les premiers jours de mai de cette année par 10 pilules; plus tard, je suis allé jusqu'à 25 et 30, et même, un jour, 45 à la fois. Dès les premiers jours, je rendais, en moyenne, 5 à 6 litres d'eau; mon ventre diminuait à vue d'œil, je pouvais me promener.

Au bout d'un mois l'enflure était entièrement disparue et après ce temps, je reprenais mon travail. Maintenant je suis plus fort qu'avant ma maladie.

Recevez, M. Arthaud-Moulin, l'assurance de ma sincère gratitude.

AUGUSTIN BESS.,
Marchand de bois et charbons, 88, rue Miromesnil.
Paris, 18 novembre 1875.

VI

Maladies de la Peau.

Connues dès la plus haute antiquité, plusieurs espèces de ces maladies ont été mentionnées dans divers traités hippocratiques. Puis les connaissances s'augmentèrent, un grand nombre d'espèces furent mieux décrites depuis Celse jusqu'aux arabes et aux auteurs du moyen âge. A dater du XV° siècle des traités spéciaux furent consacrés à ces affections; mais ce ne fut que dans le XVIII° siècle qu'on est arrivé à

bien étudier leur nature pour en déduire des consé
quences thérapeutiques rationnelles.

La peau est une membrane qui recouvre toute la su-
perficie du corps humain et qui, sous le nom de
muqueuse, pénètre dans l'intérieur pour tapisser nos
organes. Sa grande étendue, les nombreuses maladies
auxquelles elle est si facilement et si souvent exposée
doivent faire comprendre à nos lecteurs l'intérêt qu'ils
ont à bien connaître ses altérations pour les prévenir
et les guérir au besoin.

Sa surface extérieure en rapport avec l'atmosphère,
est sous l'influence du moindre changement dans la
température et dans la composition de l'air au milieu
duquel nous vivons. Sa surface intérieure, baignée par
les aliments, les sécrétions et les excrétions, se ressent
souvent de leurs altérations.

Nous ne donnons ici ni la composition anatomique,
ni la description de la structure intime de la peau et des
muqueuses, ni leur étude physiologique ; ces détails
nous entraîneraient beaucoup trop loin du sujet spécial que nous nous sommes proposé : la thérapeutique
des affections de la peau. Il suffira que nous rappe-
lions ici que la peau est un organe d'absorption, de
sécrétion et d'excrétion, et que ces multiples fonctions
l'exposent à de nombreuses maladies. Les ongles et les
poils sont sous la dépendance de la peau et se ressen-
tent particulièrement de ses altérations.

Une sympathie étroite existe entre la peau et presque tous les organes, mais surtout avec les muqueuses
ou peau intérieure, dont elle n'est qu'une partie et avec
lesquelles elle est intimement liée par une grande analogie de structure et de fonctions.

Aussi la peau ne peut guère rester étrangère aux
troubles intérieurs. Les maladies représentent ou des
lésions accidentelles, ou des affections qui se rattachent

à des souffrances plus ou moins éloignées et souvent liées à la constitution intime des malades.

Il est bien difficile de se faire une idée exacte de la difficulté que le savant éprouve à séparer, dans les anciens auteurs les diverses formes de maladies de peau réunies sous les mêmes dénominations.

Il suffit de citer la lèpre et les dartres pour faire comprendre toutes les difficultés qu'on rencontre dans cette étude.

Les classifications plus ou moins vicieuses qu'on a voulu établir depuis n'ont fait qu'entraver cette étude ; on a eu très souvent le tort de réunir, sous un certain nombre de dénominations, des maladies trop souvent disparates par leur nature, leur aspect, leur forme, leur marche et leur traitement.

L'étude des causes des maladies de peau a une importance plus grande que partout ailleurs, car on comprend l'intérêt qu'il y a de reconnaître les liens qui les unissent à des maladies, à des diathèses plus ou moins cachées, dont elles ne sont qu'une dépendance.

Elles sont alors attachées à une maladie générale dont la guérison produira une influence heureuse sur leur curation. Il est certain qu'il existe certaines formes de maladies de peau qui se transmettent par l'hérédité.

C'est donc la masse totale des liquides de l'organisme qu'il faut médicamenter et, par suite, les tissus qu'ils abreuvent et nourrissent.

Certains tempéraments, certaines constitutions prédisposent souvent à ces maladies. Nous ne répéterons pas ici ce que nous avons dit à ce sujet, en parlant des tempéraments propres à chaque individu. Il est prouvé qu'il y a certaines personnes qui, au milieu de soins hygiéniques constants, et soumises, d'ailleurs, à un régime exempt de tout excès, sont atteintes d'affections de peau sous l'influence des causes immédiates les plus légères.

Certaines professions sont aussi, pour ces maladies, une source de causes occasionnelles.

L'expérience, l'observation ne permettent pas de douter qu'il y a, chez beaucoup de malades, une liaison étroite entre certaines maladies de peau et certaines affections générales comme la scrofule, la goutte, la syphilis, etc. Les résultats heureux du traitement dépendent de la justesse du diagnostic.

Tout le monde comprend aujourd'hui tout l'intérêt que nous attachons à l'étude du diagnostic des maladies de peau.

En effet, la confusion est facile ; ce qui explique les nombreux insuccès qu'on observe souvent dans le traitement de ces maladies, car l'erreur entraîne les résultats les plus graves. On doit donc y apporter la circonspection la plus constante et l'examen le plus minutieux. En général, les maladies de la peau ne sont pas des maladies graves, en ce sens qu'elles ne compromettent pas les jours des malades ; si l'on en excepte toutefois quelques affections aiguës, comme la variole, la rougeole, la scarlatine, l'érisypèle, etc., et un petit nombre de maladies chroniques : le pemphygus, la lèpre tuberculeuse, l'éléphantiasis, le lupus.

Mais si les maladies de la peau n'ont pas de gravité, absolument parlant, elles sont souvent réellement graves par leur ténacité, par les inconvénients qui en résultent, par les douleurs qu'elles occasionnent, par exemple dans l'*eczéma*, le *pemphygus*, l'*herpès zona*, et par le siège qu'elles occupent. Ainsi, certaines formes squammeuses résistent souvent avec tant d'opiniâtreté que quelques médecins ont été jusqu'à croire que l'on ne pouvait pas les guérir. Certaines éruptions sont accompagnées de démangeaisons si vives, si intolérables qu'elles constituent des malaises insupportables. Enfin, certaines éruptions du visage ont, en raison de leur siège, une gravité réelle.

Il est toujours utile, avant de juger la nature d'une maladie de peau, de tenir grand compte de l'état général du malade. En effet, cette maladie n'existe et ne persiste que parce qu'elle est subordonnée à cet état général qu'il est utile de bien apprécier. On ne saurait apporter trop de soins à l'étude de la constitution du malade, à l'état de son organisme, à certains antécédents et surtout aux renseignements puisés dans la famille, car l'hérédité joue trop souvent un grand rôle dans les maladies de la peau.

Des faits mal appréciés, des craintes mal fondées ont plus d'une fois fait accorder au pronostic de ces maladies une gravité exagérée, en admettant une répercussion, c'est-à-dire un déplacement sur un autre tissu ou sur un autre organe là où, au contraire, il y avait disparition devant une affection accidentelle ; on prenait l'effet pour la cause. Mais aujourd'hui, aucun médecin instruit ne croit à la répercussion de la gale, ni aux accidents qui seraient le résultat de la guérison intempestive de leurs malades.

L'expérience a fait justice de ces craintes, nées de l'ignorance et entretenues par le charlatanisme. Mais il reste démontré que, dans certains cas, que nous déterminerons quand nous parlerons du traitement, une affection cutanée peut, par sa durée indéfiniment prolongée, avoir, pour ainsi dire, habitué l'économie à sa présence et en être devenue comme un accessoire nécessaire ; alors il faut apporter dans la curation de cette maladie les plus grands ménagements, en évitant les médicaments externes d'une énergie trop violente, parce que la disparition trop rapide pourrait entraîner de funestes conséquences.

Enfin aujourd'hui encore, il y a des personnes qui, mal dirigées, pensent qu'il y a des maladies qu'on ne peut et d'autres qu'on ne doit pas guérir !

A part les circonstances que nous venons de signaler et à un petit nombre d'éruptions près, l'ichtyose, le lupus et quelques maladies, comme l'éléphantiasis, arrivé à une période avancée, on peut, avec de la persévérance, des soins médicaux et hygiéniques bien entendus, guérir toutes les maladies de peau, et on doit le faire.

Une routine aveugle et banale a longtemps présidé au traitement des maladies de peau ; et de nos jours encore, cette partie si importante de la science est souvent abandonnée au hasard, ou plutôt réglée par les habitudes d'une pratique empirique consistant dans l'emploi systématique de l'arsenic et du soufre unis aux amers.

Il ne pouvait en être autrement quand l'étude de ces maladies était regardée comme une chose secondaire ; mais, depuis quelques années, des expériences plus méthodiques ont enrichi la thérapeutique de ces maladies de moyens nouveaux, dont le pouvoir ne peut plus être contesté. En donnant à l'étude des maladies de peau toute l'importance qu'elles méritent, les médecins spécialistes ont favorisé leur curation en faisant entrer largement dans la pratique des agents énergiques, dont l'ignorance ou la malveillance avaient fait des fantômes qui les faisaient rejeter comme plus dangereux que le mal lui-même.

Le traitement des maladies de la peau se compose de moyens généraux et de moyens locaux.

Aujourd'hui on ne saigne plus ; ce traitement débilitant est remplacé avantageusement par les purgatifs, tantôt comme moyen curatif, et le plus souvent comme moyen auxiliaire qui permet et prépare l'emploi d'autres agents.

Les purgatifs, et en particulier les Pilules purgatives d'Arthaud-Moulin, sont d'un fréquent usage dans le traitement des maladies de peau ; c'est un médicament précieux comme moyen capable de produire une dérivation lente et presque continue chez les individus dont les voies digestives se présentent dans un état de santé normal.

Les alcalins, les sulfureux, les préparations arsenicales et silicatées trouvent leurs indications suivant les cas, et les eaux minérales sont employées avec succès quand le diagnostic du médecin a été juste. Ces moyens peuvent être d'une application avantageuse quand ils sont employés avec discernement ; mais trop souvent, hélas ! ils produisent des effets mauvais et des résultats contraires à ceux qu'on pouvait attendre, quand ils sont appliqués indistinctement et au hasard.

Les médecins sont à peu près d'accord pour conseiller l'arsenic aux personnes nerveuses, le soufre aux scrofuleux, les bi-carbonates et les silicates alcalins aux personnes nées de parents goutteux ou affectées elles-mêmes de maladies dues à un tempérament pléthorique.

La pommade dermatique de Moulin-Coulpier se recommande tout spécialement aux personnes délicates, aux dames dont la peau est très irritable et ne peut résister à l'emploi banal des divers et trop nombreux cosmétiques.

Elle diminue les démangeaisons et fait disparaître promptement tous ces boutons, tous ces feux qui, à l'époque du printemps, apparaissent sur la figure et le cou. L'adjonction des pilules végétales dépuratives, hâte et facilite son action.

Nous ne saurions trop insister sur l'utilité, dans les

traitements des maladies de peau, des Pilules d'Arthaud-Moulin, car il s'agit, plus que dans toute autre affection, d'empêcher les récidives si fréquentes. Il ne s'agit pas, en effet, de triompher de la manifestation locale de la forme morbide apparente, mais de la diathèse, c'est-à-dire de la cause générale qui l'a produite et la perpétuera, si vous ne vous y opposez énergiquement. En un mot, il s'agit, en débarrassant les liquides et les humeurs de l'organisme des impuretés qui les vicient et qui produisent ces maladies, de détruire la cause même qui produit ces récidives.

Il faut préparer lentement, mais d'une manière soutenue l'organisme, afin qu'il ait la puissance nécessaire pour épuiser la force qui entretient la maladie après lui avoir donné naissance ; il faut lui enlever sa vitalité, il faut l'affaiblir et la détruire en lui coupant les racines, pour la séparer du sol dans lequel elle puise les sucs nécessaires à son existence et à sa reproduction ; il faut user cette puissance diathésique par un traitement spécial longtemps continué et par l'usage des meilleures conditions hygiéniques.

Il ne faudra pas s'illusionner trop vite et se laisser aller à un espoir sans fondement, car souvent la maladie sommeille ; et il suffit d'une cause accidentelle pour la faire revivre et lui donner la force de reproduire à l'extérieur les manifestations de son existence. Il suffit pour qu'elle reparaisse, qu'elle se retrouve dans les conditions favorables à son développement.

Lorsqu'un malade sait qu'il est exposé, par l'héritage morbifique qu'il a reçu de ses parents ainsi que par son tempérament et par sa manière de vivre, à avoir des maladies de peau, il doit prendre à l'avance toutes les mesures hygiéniques préventives et sanitaires pour s'en préserver et pour en reculer l'échéance le plus tard possible.

Il y arrivera sûrement en prenant 2 ou 3 fois, chaque mois, suivant l'imminence du danger, le soir en se couchant, 4 ou 5 pilules purgatives d'Arthaud-Moulin ; il en augmentera, du reste, le nombre et l'usage suivant les effets obtenus ; mais il ne devra jamais oublier que les maladies de peau sont presque toujours à marche chronique et qu'elles ont beaucoup de tendance à récidiver.

VII

Rhumatisme et Goutte.

S'il est une question qui a passionné un grand nombre de médecins, c'est celle de savoir si la goutte et le rhumatisme constituent une seule et même maladie ; ou bien si ce sont deux maladies différentes et bien distinctes.

Une grande importance découlera de la décision que tel médecin aura prise pour amener un résultat avantageux chez les malades qu'il aura à traiter.

Aussi nous efforcerons-nous, dans ce chapitre très abrégé, de bien faire comprendre les rapports et les différences qui existent entre ces deux maladies, surtout au point de vue de la thérapeutique que recherche généralement le malade.

Le *rhumatisme* est une maladie qui se traduit sous des formes très variées simulant fréquemment les inflammations et les névroses, qui sévit sur presque tous les organes de l'économie et qui se développe particulièrement sur certains tissus.

La *goutte* est une maladie qui se traduit par des douleurs spontanées et périodiques, bientôt suivies d'un dépôt dans les articulations.

Le *rhumatisme goutteux*, véritable trait d'union entre

ces deux affections, nous paraît provenir de ces deux maladies.

Le rhumatisme est articulaire ou musculaire, c'est-à-dire qu'il occupe souvent les articulations et les muscles. Il est aussi viscéral, car il siège également sur les viscères, le cœur, l'estomac, les intestins.

La goutte aiguë ou chronique, comme le rhumatisme, occupe plus spécialement les petites articulations, qu'elle déforme souvent, et les viscères.

Les urines des goutteux sont chargées d'acide urique et la gravelle est un des principaux symptômes.

Quand le rhumatisme ou la goutte sont aigus, ils sont accompagnés de douleurs plus ou moins vives, de rougeur et de gonflement au niveau de la partie malade.

Ces deux maladies sont héréditaires ou acquises ; mais tandis que l'une est produite par l'abus de la bonne table, d'une nourriture excitante, des liqueurs alcooliques, d'une existence trop sédentaire ; l'autre, au contraire, reconnaît le plus souvent pour cause une nourriture insuffisante et l'exposition au froid humide. L'usage d'une nourriture plus tonique est de première nécessité chez les rhumatisants.

Les climats, les saisons humides et froides sont très nuisibles aux personnes prédisposées aux rhumatismes ; les professions qui les exposent aux variations atmosphériques les prédisposent à ressentir les pénibles effets de cette maladie.

Malgré la grande autorité de Chomel, nous ne pouvons voir une complète identité dans ces deux affections, qui présentent aussi des symptômes et des signes pronostics bien différents.

Il nous semble rationnel de ne voir dans les rhumatismes et la goutte que deux formes symptomatiques d'un état général commun, qu'un grand nombre de médecins très distingués désignent sous le nom d'ar thritisme, ou disposition aux maladies siégeant fréquemment dans les articula

La goutte et le rhumatisme, ous était permis de faire une comparaison empruntée à la botanique, nous semblent être les fleurs mâles et les fleurs femelles portées par un même arbre, comme cela se rencontre souvent ; toutes deux proviennent de la même cause et toutes deux résultent d'un défaut organique, d'une difficulté dans le pouvoir d'assimilation et de désassimilation qui constitue la nutrition.

D'après notre manière de voir, il est facile de se persuader qu'un même traitement sera très utile pour combattre ces deux maladies si fréquentes.

Aux goutteux et aux rhumatisants, nous conseillons un exercice modéré au grand air et dans un climat doux et sec, une nourriture saine et tonique, mais nullement excitante.

L'hydrothérapie, habilement administrée, leur sera utile, et leur évitera de pénibles souffrances. L'usage de la flanelle sur tout le corps est de première nécessité et un exercice modéré sera très utile.

L'indication des purgatifs forme la base du traitement médical auquel les goutteux et les rhumatisants devront être soumis, s'ils ne veulent pas être sujets à des douleurs qui les rendront bientôt perclus.

Les cas de soulagement et même de guérison que les Pilules d'Arthaud-Moulin ont produit sont très fréquents ; nous pouvons dire, en connaissance de cause, que leurs effets sont souvent très puissants pour prévenir et même pour arrêter une attaque de goutte et une attaque de rhumatisme.

L'action purgative des Pilules d'Arthaud-Moulin est ici, pour ainsi dire, spécifique ; en débarrassant l'organisme des déchets qu'une nutrition incomplète ou mal élaborée a accumulée dans nos humeurs et dans nos tissus, elles favorisent la circulation de la lymphe et du sang purifiés et procurent à l'organisme une force nouvelle et saine.

Comme ces deux affections, la goutte et le rhumatisme, dépendent d'un état général, il est très important de les combattre sans attendre ses manifestations. On y arrive en maintenant toujours libres les voies digestives par l'usage des Pilules d'Arthaud-Moulin, qui agissent doublement alors, comme agent préservatif, et comme agent curatif.

Dans le rhumatisme chronique, le Berberis Moulin pris à la dose d'une cuillerée à soupe matin et soir pendant une huitaine de jours, guérit fréquemment. Comme tonique on se trouvera très bien de boire aux repas un verre à madère de vin de Berberis.

VIII

Des Névroses et des Névralgies.

La dénomination de névroses est généralement employée par les médecins pour indiquer une classe de maladies ayant le système nerveux pour siège.

D'après l'organe affecté, on distingue ces maladies en *névroses sensorielles*, celles de l'ouïe, de la vue, du goût, du toucher, de l'odorat, *névroses cérébrales* et *cérébro-spinales* (apoplexie, catalepsie, épilepsie, hypocondrie, mélancolie, manie, démence, idiotisme, danse de Saint-Guy (ou chorée), tétanos, névralgies et névroses des organes de la circulation : palpitations ; de la respiration : asthme ; de la digestion : dyspepsie ; de la génération : anaphrodisie et hystérie.

Les névroses sont des affections qui tendent à ne pas disparaître si on ne leur oppose un traitement énergique : elles sont difficiles à guérir et par conséquent

exigent une grande patience, autant de la part du médecin que du malade. Elles causent de très vives souffrances, en particulier les névralgies, et sont sujettes
aux rechutes.

L'étude des névralgies date en quelque sorte, de nos
jours, ce n'est que dans le milieu du XVIIIe siècle,
après les travaux d'André de Fothergille et de Cotu-
gno, qu'on commença à avoir une idée, sinon de la
nature des névralgies, au moins de leur siège et de leur
caractère principal. Chaussier, en rapprochant, et ras-
semblant sous le nom général de névralgies, les diverses affections douloureuses dont certains nerfs céré-
bro-rachidiens sont le siège, a fixé dans la science
une des divisions les plus tranchées de la pathologie.

Les névralgies sont caractérisées par une douleur
ordinairement très vive, fixée sur le trajet du tronc,
ou sur les branches d'un nerf, et qui se manifeste par
des accès irréguliers ou intermittents périodiques.

Cette douleur d'abord légère ne tarde pas à devenir
aiguë, déchirante, rapide, fulgurante comme un éclair
qui perce la nue, tantôt elle reste limitée à un tronc nerveux, tantôt elle s'étend à ses ramifications ; elle est souvent accompagnée d'une sensation de brûlure, hypé-
resthésie siégeant sur une large surface. En même
temps, il n'y a ni rougeur de la partie malade, ni gonflement, ni augmentation de température.

L'abaissement du baromètre est souvent le point de
départ des douleurs névralgiques. Leur apparition est
souvent subite, comme leur disparition. Elles sont suivies d'un état général d'excitation qui est accompagné
d'irritabilité d'humeur, de baillements, d'un peu de
fièvre, d'émissions plus fréquentes d'urines très claires
et très abondantes.

Les névralgies sont souvent l'effet d'une congestion
cérébro-rachidienne ; nous n'avons pas à parler ici

des névralgies causées par la pression que des tumeurs exercent sur des troncs ou sur des filets nerveux.

Les *névralgies intercostales* sont très fréquentes surtout chez les femmes. Elles siègent principalement à gauche. L'habitation dans les lieux humides, les excès de travail sont surtout les causes déterminantes de ces maladies.

Le pronostic des névralgies n'est pas grave par lui-même, en ce sens que les jours des malades ne sont pas menacés ; mais par les insomnies qu'elles causent, par l'irritabilité qu'elles déterminent, ce sont des maladies très pénibles, surtout lorsqu'on les a laissées s'invétérer. Les névralgies anciennes sont très opiniâtres et deviennent rebelles à la plupart des remèdes.

Parmi les prédispositions individuelles, nous signalerons la prédominance du tempérament nerveux. Nous avons aussi souvent observé les névralgies chez des personnes nées de parents goutteux et sujets aux affections rhumatismales.

Les remèdes employés et vantés contre cette maladie, sont aussi nombreux que variés et prouvent que le traitement a été plus souvent irrationnel.

Les douches écossaises, composées de l'administration d'une douche tiède, pendant quelques secondes, alternant avec une douche froide, nous ont paru être le traitement qui a procuré le plus de succès, et surtout un succès plus durable, lorsqu'il est uni à l'usage des toniques. Quant à une foule de médicaments plus ou moins spécifiques, calmants, et anti-névralgiques, nous les avons vus souvent employés, et nous devons le dire, sans résultat avantageux. Il en a été souvent ainsi de l'électricité.

Il y a encore l'opium et ses dérivés, dont il faut toujours se méfier, surtout depuis que l'usage des injec tions de morphine est devenu un véritable abus, une véritable morphinomanie. Les narcotiques calment quelquefois, mais ils n'ont jamais guéri une névralgie.

Que faut-il donc faire pour combattre ces redoutables douleurs ?

Pour nous, il convient avant tout de les prévenir ; et, si on ne s'y est pas pris à temps, de les combattre énergiquement dès leur apparition, en s'adressant au tempérament nerveux sous l'influence pernicieuse duquel elles se sont développées.

Nous ne reviendrons pas, pour ne pas nous exposer à des redites toujours fastidieuses pour nos lecteurs, à développer le traitement que nous avons conseillé contre les affections qui naissent sous l'influence du tempérament nerveux.

Mais nous ne saurions trop le répéter, c'est encore la médication dépurative et purgative qui nous a fourni les plus beaux résultats et qui nous a donné les plus rapides et les plus durables succès.

Les Pilules Arthaud-Moulin, en débarrassant l'organisme de tous les immondices qui encombrent ses canaux et ses tissus, le prédisposent à être plus apte à profiter des nouveaux matériaux qu'une alimentation bien combinée devra lui apporter. En décongestionnant le cerveau, le cervelet, la moelle épinière et les nerfs, elle leur rend leur liberté d'action. Leurs fonctions vont se trouver d'autant plus à l'aise, et le corps entier profitera certainement de leur activité nouvellement régénérée. La nutrition générale se fera régulièrement et l'assimilation retrouvera toutes ses forces.

Quelques-uns de nos lecteurs peuvent être surpris que dans le cours de cet ouvrage nous passions sous silence les microbes et les bactéries qui depuis quelques années jouent un si grand rôle dans la médecine. Nous sommes les premiers à rendre hommage aux grands hommes : Claude Bernard, Pasteur, Roux, etc. ; qui ont découvert et analysé ces facteurs de la vie. Nous ne voulons pas discuter les applications qu'en font quelques-uns de leurs disciples trop zélés. Cependant, nous protestons, en passant, contre l'excès des innovations thérapeutiques actuelles, foulant aux pieds l'expérience de plusieurs siècles et n'accordant plus la moindre confiance à tous ces produits naturels que l'on appelle ou que l'on appelait les simples. Nous entendons par là les plantes ou parties de plantes, fleurs, feuilles, fruits, racines, qui ont certainement des propriétés curatives confirmées par l'usage.

La plupart des produits par lesquels on les remplace, n'ont de remarquable que leurs noms baroques, le plus souvent, mais baptisés beaucoup trop vite pour que l'on puisse ajouter foi dans leur vitalité.

La vogue est en ce moment aux ferments : ceux-ci d'après les promoteurs, agissent par les bons microbes qu'ils développent, lesquels sont chargés de faire la chasse aux mauvais. Malheureusement il arrive quelquefois que ce sont les mauvais qui transforment les bons, au grand détriment des malades.

En conseillant les purgatifs, nous savons que nous marchons dans un sentier où il n'y a plus rien à découvrir. La théorie de ce système, vieille comme le monde, et leur efficacité peut s'expliquer par leur action désobstruante, qui leur enlève toutes les impuretés : lisez microbes, bactéries, bacilles, vibrions, etc., déposés sur les muqueuses où ils se développent avec une rapidité prodigieuse, n'attendant que l'occasion toujours renouvelée de pénétrer dans la circulation à l'aide du chyle qui doit se transformer en sang dans l'économie.

Si vous éliminez ces immondices par des purgatifs

énergiques, vous enleverez toutes les causes d'altération de ce liquide, le plus grand facteur de la vie. Avec des dépuratifs appropriés, vous pourrez arriver à éliminer ceux qu'il a entraînés avec lui et qui se multiplient si rapidement.

Le traitement par les Pilules purgatives et dépuratives Moulin-Arthaud, répond à ces exigences. Cinq à six pilules n°-1 et n° 2 prises alternativement, approprient les parois de l'estomac aussi nettement que l'on nettoie une bouteille avec du savon et de l'eau...

Pendant que vous rétablissez les fonctions des organes de la vie, cela n'empêche pas de soigner les maladies extérieures occasionnées par leur mauvais fonctionnement.

Les altérations de la peau, si fréquentes, seront soulagées d'abord et guéries ensuite par des frictions répétées avec la POMMADE DERMATIQUE MOULIN-COULPIER, acné, boutons, dartres, démangeaisons, eczéma, herpès, varices.

Frictions prolongées deux fois par jour.

Chute des cheveux. Frictions tous les soirs.

Pelade. Frictionner en plus les plaques au moins une fois par jour.

Hémorroïdes. Frictions deux fois par jour et avant et après être allé à la garde-robe en faisant rentrer les hémorroïdes externes qui sont les plus fréquentes. Il faut entourer le doigt d'un papier de soie bien graissé avec la pommade, l'introduire dans l'anus et frictionner l'intérieur, toujours avant et après la garde-robe. Pour les fissures et même les fistules, on recommande ce même traitement, qui réellement donne des résultats supérieurs.

Pour les abcès, anthrax, clous, furoncles, phlegmons, etc., difficiles à classer à leur origine, nous recommanderons des frictions douces et un peu prolon gées deux fois par jour au début, renouvelées 4 fois par jour ensuite. Un cataplasme doit être placé sur une couche de pommade appliquée sur la partie malade. Après le 3ᵐᵉ jour, le mal doit être avorté ou percé. S'il est percé, continuer les mêmes pansements pendant 2 ou 3 jours. Appliquer comme lavage une compresse de vin aromatique durant 1/4 d'heure, 2 fois par jour.

Nous rappelons que nos conseils ne s'appliquent surtout qu'en l'absence du médecin, et que, dans tous les cas, il faudrait en faire appeler un si la situation ne s'était pas améliorée au bout de 3 jours.

Nous sommes forcés cependant de constater que 9 fois sur 10, les applications de pommade dès le début, font avorter le mal ou le guérissent.

Nous avons parlé des varices. Il est nécessaire, en même temps que l'on fait les applications de pommade, d'exercer une compression méthodique à l'aide de bandes dites « Crêpe Velpeau » ; bien entendu sur les parties qui peuvent être comprimées.

Si le traitement a été commencé trop tard et que les varices forment plaie, le traitement est le même, mais il faut une ou deux fois par jour appliquer une compresse de vin aromatique 5 à 10 minutes, et, tous les 2 ou 3 jours un cataplasme de fécule ou d'amidon arrosé de quelques gouttes d'extrait de saturne ; 1/4 d'heure de durée et toujours application de pommade ensuite.

Certaines éruptions à forme humide, avec démangeaisons excessives et suintement, paraissent s'aggraver sous l'influence des premières frictions. Notre expérience nous permet d'affirmer qu'il n'y a qu'à continuer les frictions plus énergiques pendant les démangeaisons.

Pour la chute des cheveux, tout le monde comprend à peu près que les premières frictions sur le cuir chevelu font tomber les cheveux qui sont en train de se détacher et paraissent augmenter la chute. Heureusement, à la troisième friction le mieux se fait sentir et l'on s'aperçoit d'un résultat favorable dès le 5e ou 6e jour.

Pour parler d'une maladie, qui à vrai dire est une infirmité légère, mais gênante tout de même, nous nommerons la transpiration des pieds. Il arrive assez fréquemment qu'elle indispose celui qui en est atteint et ses voisins. La supprimer d'emblée est chose presque facile ; mais l'on peut dire à peu près sûrement, au détriment de celui qui en est atteint.

Les maladies de la peau en sont la manifestation la plus bénigne, quoique pénible et difficile à guérir. Les congestions pulmonaires et affections du foie peuvent conduire de vie à trépas celui qui n'a pas su prendre les précautions voulues avant de se débarrasser de sa maladie.

Les observations que nous avons recueillies nous permettent d'affirmer qu'en frictionnant les pieds matin et soir, avec la Pommade Moulin-Coulpier, essuyant après et prenant tous les jours 3 ou 4 Pilules Moulin-Arthaud, on arrive d'abord à enlever l'odeur et ensuite la sécrétion morbide sans altérer la santé. Les pilules faisant l'effet de drains qui entraînent les humeurs et les empêchent de séjourner dans le sang, tandis que la pommade tonifie peu à peu les tissus et tarit la source de la sécrétion.

Si nous avons démontré l'utilité des purgatifs pour débarrasser l'estomac, nous devons cependant envisager le cas où ce traitement paraît trop exclusif ; en outre, certains tempéraments ne peuvent pas s'assujettir à cette médication.

Un malade atteint d'une affection d'estomac assez accentuée ne pourra pas toujours supporter les pilules purgatives. Il se manifestera des nausées, vomissements, coliques, qui le décourageront parfois trop rapidement, car les vomissements sont souvent favorables et il est bon de persévérer un peu.

Quoi qu'il en soit, nous pourrons remédier à cet état par l'emploi des Pilules Glycocides Coulpier. Il suffit de prendre à chaque repas 3 ou 4 pilules pour que la digestion reprenne son cours normal en très peu de temps. La dose minimum est 6. La maximum 12 par jour, sans que toutefois il y ait danger à dépasser cette dose. Un estomac ne digérant ni matières grasses, ni sauces, ni légumes verts, arrive au bout du 3ᵉ ou 4ᵉ jour à digérer normalement.

Ainsi que l'indique leur nom, ces pilules sont un spécifique du diabète avec cet avantage qu'elles permettent de se soigner sans changer le régime. C'est-à-dire que l'on peut manger du pain, des féculents, du sucre, etc., sans nuire à la médication dont l'efficacité est ainsi démontrée, puisque par les autres méthodes, la maladie reparait dès que l'on cesse le régime. Personne n'ignore que beaucoup de maladies de peau, entre autres la furonculose, sont dûs au tempérament glycosique des malades. En prenant les pilules, on détruit la maladie, cause du mal. *Sublata causa tollitur effectus.*

Cette réflexion s'applique aussi bien aux arthritiques et rhumatisants, dont les fonctions digestives sont la seule pierre de touche.

Pilules purgatives ou Pilules Glycocides Coulpier, sont le seul moyen de combattre et même de supprimer les accès.

Les effets bien constatés de la Pommade Moulin-Coulpier, ne doivent pas faire perdre de vue l'utilité de la Lotion Floridia du docteur C. On peut dire que cette lotion est applicable dans tous les cas où la pommade est employée. Si son action est moins héroïque, son efficacité n'en est pas moins très satisfaisante. Son odeur agréable incite à la continuer. Peu de parfums, eaux de Cologne, vinaigres, crèmes, etc., peuvent soutenir la comparaison. Elle rafraîchit la peau, efface les rides, tonifie les tissus. On peut dire qu'elle rajeunit les personnes qui s'en servent.

En lotions ou en injections, les résultats sont vraiment merveilleux pour la toilette des dames.

Nous ne saurions trop insister sur le régime à suivre généralement pour la santé et la prolongation de la vie, en même temps que pour la guérison des maladies.

L'indication absolue est de n'abuser de quoi que ce soit et de n'user de tout qu'avec modération. N'oubliez pas que l'usage du tabac doit être modéré, surtout pour celui dont le cœur, je parle de l'organe, laisse à désirer.

L'abus de l'alcool est toujours nuisible. Il est nocif, c'est-à-dire tue à bref délai ceux dont le foie, l'estomac, le cœur ou les poumons sont un peu endommagés.

Je dis l'abus, et ne veux pas dire par là que l'on ne puisse pas boire une petite goutte après les repas.

Petite goutte veut dire cuillerée à soupe. Deux cuillerées peuvent être nuisibles. Dans le courant de la journée un demi-litre de vin, cidre ou bière en dehors des repas. En boire plus serait abuser.

Il faut aussi se modérer aux repas. Un demi-litre de vin, ou une bouteille de bière ou cidre constituent la moyenne mesure des boissons fermentées que l'on puisse faire supporter à l'estomac.

Les apéritifs, du moins les drogues que l'on vend comme tels, sont généralement mauvais. L'absinthe, quel que soit le nom dont on la baptise, est le plus nuisible. Les petits verres, ou gouttes classées par ordre de nocivité décroissante, sont l'eau-de-vie de marc, le kirsch, l'eau-de-vie de cidre, le cognac et enfin le rhum.

Nous ne parlons pas de la cuisine de certains fabricants. Les falsifications sont toujours nuisibles.

Parmi les médicaments recommandés dans le corps de cet ouvrage, nous ne saurions trop insister sur le Berberis Moulin, anti-périodique et décongestionnant par excellence.

Dans les engorgements de la rate et du foie, les fièvres intermittentes, même les plus rebelles, deux à trois cuillerées à soupe par jour, amènent généralement la guérison après l'emploi de deux ou trois flacons.

Nous avons été amenés à faire une mixture anti-asthmatique dont l'effet est dû principalement au Berberis et qui donne réellement des résultats magnifiques, au point que certains malades qui ne pouvaient plus se coucher et respiraient très difficilement, ont été soulagés et guéris par l'emploi d'une cuillerée à soupe matin et soir, et, cela au bout de très peu de jours.

IX

Dans les pages qui suivent, nous donnons un aperçu succinct des maladies que l'on rencontre à chaque instant, et nous le faisons suivre de conseils utiles que le lecteur sera heureux, nous l'espérons, de trouver résumés en quelques mots, et écrits d'après l'ordre alphabétique.

Abcès

Amas de pus qui peut se former dans toutes les parties du corps, accidentellement ou à la suite de contusions ; généralement accompagné de douleurs locales ; état fièvreux. Le plus souvent gonflement et rougeur de la partie affectée.

Aussitôt que l'on s'aperçoit des symptômes, faire prendre 5 ou 6 pilules nᵒˢ 1 et 2, soir et matin, en alternant. Après le 3ᵉ ou le 4ᵉ jour, en prendre seulement une fois par jour pendant une huitaine de jours, et cesser le traitement en diminuant graduellement, jusqu'à ce que l'on soit arrivé à ne prendre qu'une ou deux pilules à la fois.

Appliquer dès le commencement des cataplasmes de farine de lin et graisser la peau avec la pommade dermatique de Moulin-Coulpier. Si le lendemain les douleurs sont toujours aussi fortes et que l'on sente des élancements, on continuera les cataplasmes et l'on remplacera la pommade dermatique par de l'onguent de la Mère.

Au bout de 2 ou 3 jours, la peau cède un peu sous la pression du doigt ; on s'aperçoit qu'il y a un liquide au-dessous.

Alors il faut percer pour faire écouler le pus.

Si l'abcès est un peu étendu, il est préférable de faire exécuter cette opération par un médecin et il vaut mieux aussi percer que d'attendre que le pus s'écoule naturellement, car la cicatrisation se fait beaucoup mieux et plus rapidement.

Nous conseillons la pommade dermatique Moulin-Coulpier le premier jour, parce que nous avons vu souvent des abcès avorter par l'emploi de cette pommade appliquée dès le début.

Dans ce cas, l'amélioration est sensible après le premier jour : alors on supprime les cataplasmes et l'on se contente de continuer cette pommade jusqu'après la disparition de la rougeur et du gonflement.

Les symptômes et le traitement sont à peu près les mêmes pour l'anthrax et les phlegmons. Les clous ou furoncles percent seuls, il n'y a qu'à exercer une pression assez forte pour faire sortir le germe. Lorsque le mal est percé, on continue les cataplasmes encore quelque temps jusqu'à ce que le pus soit sorti, un jour ou deux habituellement. Dans tous les cas, il est bon de presser assez fortement pour bien faire sortir la matière. Ensuite on panse avec un peu de cérat ou d'huile ; ou encore on mélange deux parties de cérat ou de saindoux avec une partie de pommade dermatique Moulin-Coulpier.

Quelquefois l'on peut se contenter de coller sur la plaie, un morceau de dyachilum ou sparadrap que l'on change une ou deux fois par jour.

Pour les abcès des gencives faire bouillir un pavot avec une poignée de racine de guimauve ou de fleur de sureau ; tenir ce liquide chaud dans la bouche. Ces abcès percent seuls habituellement. On peut aussi appliquer, à l'endroit douloureux une figue grasse coupée par moitié.

2   Monsieur Moulin-Coulpier,

J'avais des espèces de grosseurs sur les bras, qui sans trop me faire souffrir ne voulaient pas se passer. Je les ai bien frictionnées 2 fois par jour avec la pommade Moulin-Coulpier et mis des cataplasmes de farine de lin. Au bout de 2 jours l'abcès perçait tout seul. Une fois percé, je les pansais avec un linge bien graissé avec la pommade et changé 3 fois par jour. Un cataplasme de fécule pendant 2 heures, les deux premiers jours : après, seulement la pommade. Au bout de 5 à 6 jours tout était passé.

Comme il m'en venait d'autres, j'ai été obligé de prendre les pilules Arthaud-Moulin, 4 pilules n° 1 le premier jour, le lendemain 4 du n° 2. Après 8 jours, 5 pilules n° 1, et le lendemain 5 n° 2. Au bout de 8 jours 3 pilules n° 1, et le lendemain 3 n° 2. Encore pendant 8 jours.

Depuis ce temps, il ne m'est rien revenu.

Acné.

Affecte principalement le front, le visage et les épaules. Se montre surtout à l'époque de la puberté des deux sexes. Consiste en petits boutons isolés, coniques, durs et enflammés, se ramollissant et se desséchant en quelques jours dans l'acné *simplex* ou restant indurés : acné *indurata*. Quelquefois il existe des petits points noirs d'où l'on fait sortir, par la pression, une matière sébacée en forme de ver. Il peut aussi se produire de la desquamation et même une croûte épaisse formée par la sécrétion des pustules, très rapprochées, sur un même point : Acné *sébacé*.

3   Monsieur Moulin,

J'avais les joues et surtout le nez rouges. Je me suis frictionné avec votre pommade 2 fois par jour et sur vos indications j'ai pris vos pilules Arthaud-Moulin en alternant 1 jour le n° 1 et le lendemain le n° 2, à la dose de 4 et quelquefois 5 ou 6 par jour. Je me suis aussi lavé le matin avec une cuiller de lotion Floridia dans un demi-verre d'eau bouillante. Au bout de 3 semaines j'allais déjà bien mieux. J'ai cessé les pilules comme vous me le dites, 8 jours au moment de mes époques, tout en continuant le reste du traitement. J'ai été forcée de recommencer encore les pilules : mais à force de patience, je suis arrivée à me guérir entièrement en . 3 mois. Pendant ce temps, je n'ai pas mangé de charcuterie, ni poisson de mer, moules, homards, ni écrevisses. Je n'ai pas bu de thé, mais j'ai pris une petite tasse de café après le déjeûner et bu de l'eau rougie aux repas.

Acné rosacé. — Couperose.

Quelquefois héréditaire, surtout fréquent chez les femmes à l'âge critique. S'observe dans les deux sexes à la suite d'abus de liqueurs alcooliques, travaux excessifs de l'esprit, chagrins, etc. Petites pustules rouges disséminées ou réunies par flaques, donnant à la face une coloration rosée d'abord et ensuite violacée. La peau devient souvent rugueuse et porte des traces indélibiles de la maladie. On voit fréquemment, chez les ivrognes, la couperose se borner à l'extrémité du nez et déterminer des boutons d'un rouge livide très caractéristique.

Traitement général. — Purgatifs répétés pendant un mois au moins avec les Pilules Arthaud-Moulin. Boire par jour deux ou trois verres de boisson préparée avec la limonade végétale. Friction, matin et soir avec la pommade dermatique Moulin-Coulpier. Mettre dans l'eau qui sert à la toilette une cuillerée à soupe de Lotion Floridia du docteur C. Après avoir pris, pendant un mois, les Pilules Arthaud-Moulin, on se trouvera bien de boire aux repas la poudre ferro-manganique du docteur Du Vivier, comme reconstituant. Eviter le vin pur, les liqueurs, la charcuterie, écrevisses, homards, moules, crevettes. Ne pas abuser du poisson de mer.

Adénite.

Inflammation des glandes ou ganglions lymphatiques. Certaines personnes, principalement les jeunes gens, ont une tendance spéciale à cette affection. C'est que leur constitution est mauvaise ; il est de toute nécessité de leur faire prendre des toniques et des dépuratifs. Il suffira de faire une légère friction, chaque soir, avec la pommade de

Moulin-Coulpier ; avant chaque repas deux cuillerées à café de poudre ferro-manganique Du Vivier et comme dépuratif 3 ou 4 pilules Arthaud-Moulin chaque soir en alternant les deux numéros.

Il est nécessaire de continuer ce traitement pendant assez longtemps, car il s'agit de modifier la constitution du malade et ce résultat ne s'obtient pas en quelques jours.

Aigreurs d'Estomac.

Proviennent de rapports acides, résultat d'une mauvaise digestion. Si l'on n'y est pas sujet habituellement, on peut essayer d'une cuillerée à café de magnésie dans un peu d'eau sucrée ; répéter deux ou trois jours, le matin à jeûn. Si elles persistent, pilules d'Arthaud-Moulin n°ˢ 1 et 2 pendant une quinzaine de jours, en alternant les deux numéros, à la dose de 4 à 6 par jour. Éviter les aliments trop gras, la charcuterie et les fritures.

Angine. — Amygdalite.

Gêne douloureuse à l'isthme du gosier ; déglutition difficile, douloureuse dans l'amygdalite. Langue sale, haleine fétide. Courbature, frissons, maux de tête. Prendre un mélange de pilules Arthaud-Moulin : cinq à six de chaque numéro.

Décoction d'orge, ou infusion de ronces miellée pour boisson. Gargarisme chaud avec le même liquide ou avec un pavot et 30 grammes de racine de guimauve bouillis un quart d'heure dans un demi-litre d'eau, sucer continuellement des pastilles Coulpier au chlorate de potasse et goudron. Éviter de sortir au froid et bien se couvrir. Alimentation légère : bouillon et lait chaud.

Appeler un médecin si la courbature et la fièvre augmentent, et surtout si l'on s'aperçoit qu'il se forme des peaux dans la gorge.

Quelquefois il se forme des abcès ; le mal de gorge se continue assez longtemps et revient presque sans motif. Dans ce cas les pilules d'Arthaud-Moulin sont indiquées pendant quinze jours à trois semaines, à la dose de 5 à 6 par jour : un jour le nº 1 et le lendemain nº 2. Limonade végétale comme boisson rafraîchissante.

Anémie.

Affaiblissement du sang, déterminé par la diminution des globules rouges de ce liquide. Pâleur et décoloration de la peau. Troubles nerveux : tristesse, langueur. Palpitations, essoufflement. Flatuosités, maux de tête, douleurs dans les côtes. Souvent manque d'appétit·

Les préparations ferrugineuses sont particulièrement indiquées. Boire de la poudre ferro-manganique aux deux principaux repas. Un verre à madère de vin de Berberis en commençant à manger, et, huit jours par mois, 2 à 3 pilules d'Arthaud-Moulin le soir en se couchant.

Si l'on ne supporte pas bien la poudre ferro-manganique, prendre l'élixir ferrugineux au citro-lactate de fer. L'iodure de fer est indiqué chez les sujets ayant de la tendance aux scrofules. Promenade au grand air, un bain alcalin par semaine. Bonne alimentation.

4   Monsieur Moulin-Coulpier,

J'étais faible, lèvres décolorées, palpitations de cœur, névralgies fréquentes. J'ai pris vos pilules pen-

dant 8 jours, 4 n° 1 le premier jour et 4 n° 2 le lendemain. Après j'ai pris à mes deux repas une bonne cuiller à café de poudre ferro-manganique. De temps en
temps, je prends encore des pilules. L'appétit est bon,
les forces sont revenues, en résumé, je me trouve bien
après l'emploi de vos six flacons de poudre.

5   Monsieur MOULIN,

J'avais des douleurs et des fatigues un peu partout,
accompagnées de migraines quelquefois 8 jours de
suite. Après 3 ou 4 jours de purgation avec les pilules,
j'ai pris un verre à madère de votre délicieux vin de
Berberis et une cuillerée à café de poudre ferro-manganique. Au bout d'un mois j'allais bien mieux. Je
recommence de temps en temps votre traitement pendant 1 ou 2 mois, et je me porte tout à fait bien maintenant.

Anthrax.

Tumeur rouge, un peu dure, douloureuse, passant au rouge violet, perce par plusieurs petits
points. État fièvreux. Cataplasmes et application de
pommade Moulin-Coulpier les deux premiers
jours ; ensuite onguent maturatif et cataplasmes.
Percer largement vers le quatrième jour. Faire sortir le pus. Lotion matin et soir avec vin aromatique mêlé de moitié d'eau. Pilules purgatives et
dépuratives Arthaud-Moulin dès le début. Continuer 15 jours à 3 semaines. Voir abcès.

Aphtes.

Petites ulcérations arrondies, douloureuses, en-
tourées d'un cercle rouge. Viennent à la suite de

constipation, fatigue, chagrins, excès et sont l'indice d'une inflammation intérieure. Toucher avec un mélange de borax, 5 grammes, miel rosal, 15 grammes. Sucer des pastilles de chlorate de potasse et goudron de Coulpier. Bains alcalins. Pilules Arthaud-Moulin, une ou deux par jour ; alterner pendant quinze jours. Limonade végétale ou poudre ferro-manganique selon que le sujet est sanguin ou anémique.

Eviter la charcuterie et les salaisons.

Apoplexie.

Se méfier des constitutions pléthoriques, gens à cou court, face souvent rouge, yeux injectés. Les personnes qui se trouvent dans cette position doivent prendre des pilules Arthaud-Moulin, cinq à six fois par mois, et un verre de limonade végétale tous les jours. L'attaque d'apoplexie se manifeste par l'abolition du mouvement volontaire. Perte de la sensibilité. Difficulté ou impossibilité de parler. Paralysie plus ou moins complète, souvent déviation de la face.

Prévenir le médecin. Si l'on peut, faire avaler tout de suite six pilules n° 1 et six pilules n° 2, ou un lavement avec cette même quantité de pilules, délayées dans l'eau chaude. Réitérer au besoin. Sinapismes aux cuisses et aux mollets. Compresses d'eau froide sur le front. Frictions légères avec eau de mélisse, eau de Cologne ou vinaigre. Faire respirer du vinaigre. Mettre deux cuillerées à café de bicarbonate de soude dans un verre d'eau bien sucrée et faire boire par cuillerées si cela se peut. Sangsues à l'anus. Le malade doit être couché la tête élevée.

Ascarides oxyures vermiculaires.

Très petits vers d'un centimètre environ, qui existent dans le rectum, près de l'anus et occasionnent souvent des démangeaisons insupportables vers cette région.

Les personnes ou enfants qui en sont affectés rendent souvent, mêlés ou non aux matières, des débris ressemblant à des rognures de fil blanc. On fera prendre des lavements avec un verre d'eau dans laquelle on aura délayé 4 à 12 pilules nᵒˢ 1 et 2 selon l'âge du malade.

Répéter ce lavement plusieurs jours de suite. On peut aussi faire des lavements avec l'infusion d'une petite poignée d'absinthe marine ou de mousse de Corse, ou une cuillerée de suie de bois, suivant l'âge. Ces lavements doivent être pris froids.

Asphyxie.

Cessation des phénomènes de la respiration et de la circulation.

Chez les pendus, enlever les liens et tout ce qui gêne le patient ; frictions avec eau sédative sur la colonne vertébrale et la poitrine. Compression assez forte sur les deux côtés de la poitrine pendant une ou deux secondes, et lever brusquement la main pour stimuler l'inspiration.

Essayer d'insufler de l'air dans la poitrine, soit bouche à bouche, soit avec un soufflet. Tenir la tête un peu élevée. Frictionner également les jambes avec eau-de-vie, eau de Cologne, etc.

Noyé. Enlever les vêtements, rouler le patient dans une couverture de laine. Dans cette position, lever vigoureusement les bras étendus du patient, jusqu'aux deux côtés de la tête, les rabaisser au bout de deux secondes environ, en les repliant et appuyant un peu sur les deux côtés de la poitrine, pendant le même laps de temps. Continuer le temps nécessaire. Avoir soin de débarrasser la bouche des mucosités qui peuvent s'y trouver. Frictions énergiques sur tout le corps ; de temps à autre, passer un linge mouillé sur la figure.

Une cuiller à café d'eau de mélisse pure.

Tenir le patient couché sur le dos, incliné un peu du côté droit. Entourer les extrémités de linges très chauds. Lorsque le malade a repris connaissance donner 2 ou 3 cuillerées de vin ou de **grog** chaud. Eviter le refroidissement.

Asphyxie par le charbon, le gaz acide carbonique provenant des cuves en fermentation, brasseries, fours à chaux, etc.

Retirer le sujet du milieu vicié où il se trouve, le coucher la tête élevée ; frictions à l'eau sédative. Faire respirer de l'ammoniaque ; en donner de cinq à quinze gouttes dans de l'eau sucrée. Provoquer la respiration comme précédemment.

Par le gaz des fosses d'aisances : faire respirer de l'eau de Javel. Frictions à l'eau vinaigrée, en faire boire un peu si c'est possible ; applications froides sur le visage ; tenir les extrémités chaudes.

Par le gaz d'éclairage : même traitement sauf l'eau de Javel, qui sera remplacée par le vinaigre. Dans les deux cas chercher à provoquer la respiration.

Par la chaleur : tenir l'asphyxié au grand air, dans un endroit frais. Frictions énergiques aux jambes et aux mollets. Sinapismes.

Par le froid : ne pas placer tout de suite le malade

dans un endroit chaud. Frictions sur tout le corps, avec eau froide d'abord, tiède ensuite. Infusion chaude de menthe ou de tilleul. Vin chaud avec de l'eau.

Asthme.

Difficulté de la respiration se faisant sentir surtout lorsqu'on monte les escaliers, ou après une marche précipitée.

Pendant les accès, suffocation, inspiration lente, pénible, sifflante, toux sèche d'abord ; après, expectoration spumeuse, aérée, blanchâtre, quelquefois sanguinolente.

Tenir le malade assis, dans un endroit aéré.

Sinapismes sur les côtés de la poitrine, aux bras et aux jambes.

Sauge, belladone, jusquiame, stramonium, parties égales. En faire fumer quelques bouffées au malade.

Une cuillerée à café de sirop d'éther ou 4 à 5 gouttes d'éther sur du sucre.

Comme moyen curatif : une fois la crise passée, prendre par jour 5 ou 6 pilules d'Arthaud-Moulin pendant un mois et plus en alternant : un jour le nº 1, le lendemain le nº 2. Recommencer pendant une huitaine de jours tous les 2 ou 3 mois.

Matin et soir, une cuillerée à potage de la potion anti-asthmatique Coulpier et au moment des accès violents.

Faire usage aux repas, de vin Moulin au Berberis et prendre chaque année 3 ou 4 flacons d'extrait de Berberis à la dose d'une cuillerée soir et matin.

Boutons.

Petites élevures isolées et arrondies qui apparaissent sur la peau. Ils sont dûs à des affections diverses de la peau : acné, herpès, pityriasis, etc. Quand ils sont durs ce sont des papules, s'ils renferment du pus, ce sont des pustules ; enfin on donne le nom de vésicules aux boutons formés d'un sac mince rempli d'un liquide transparent.

La guérison des boutons du visage, qui sont les plus incommodants, est souvent très longue et exige un traitement approprié à la nature de l'affection.

Nous ne saurions trop recommander l'emploi de la pommade Moulin-Coulpier en frictions chaque soir, lavage chaque matin à l'eau chaude et au savon dermatique Moulin, puis application d'un peu de Lotion Floridia pure.

Pour en éviter le retour, prendre pendant un mois de 3 à 5 pilules Arthaud-Moulin en alternant chaque jour les deux numéros.

Bronchite.

Précédée souvent de rhume de cerveau, irritation du larynx. Quelquefois continue, souvent par quintes, chatouillement à la gorge.

Tisane de mauve, violette, 4 fleurs, lierre terrestre, etc. Mettre dans chaque tasse une cuillerée à café de sirop pectoral lénitif Moulin, dans l'intervalle sucer des bonbons de pâte de dattes ou des pastilles d'extrait de goudron Coulpier ; cinq ou six pilules Arthaud-Moulin au début. Emplâtre de thapsia chez les grandes personnes, ou applications de teinture d'iode ou collodion iodé. Papier chimique, sparadrap chez les enfants.

Brûlures.

Eau froide en attendant. Mélange à parties égales d'eau de chaux et d'huile d'olives, ou extrait de saturne, une cuillerée à café dans l'huile d'olives ou d'amandes douces, deux onces ou 4 cuillerées à soupe. Changer toutes les demi-heures ; crever les cloques sans enlever la peau. Après un ou deux jours, pansement au cérat ou à l'huile d'amandes douces. S'il se développe de l'inflammation autour de la plaie, un ou deux cataplasmes de fécule tiède ; les laisser seulement une heure en place. Si la brûlure est légère, on peut se contenter d'appliquer un peu de baudruche ou de papier à timbres-poste.

6   Monsieur MOULIN.

Toutes les fois que je me brûle, je mets vite de la pommade Moulin, je recouvre d'un linge, je renouvelle le pansement au bout de dix à quinze minutes, la première fois, plus souvent ensuite ; s'il se forme des ampoules je les perce pour faire écouler l'eau. Je l'ai vu employer dans toutes sortes de brûlures, je ne connais pas de meilleur remède.

Calvitie.

Chute des cheveux due le plus souvent à une maladie du cuir chevelu ou du bulbe.

Frictions chaque soir avec la pommade anti-pelliculaire ou avec la pommade dermatique Moulin-Coulpier. Une ou deux fois par semaine laver la tête avec de l'eau chaude et du savon dermatique. Ne pas s'étonner que les cheveux tombent davantage les premiers jours, tous ceux gravement atteints devant tomber ; au bout d'une dizaine de jours, on les voit repousser.

Calculs biliaires.

Douleurs très vives, brusques ; se calmant quelquefois par la pression, ou certaines positions. Vomissements aqueux, bilieux, ou glaireux ; souvent jaunisse. Cessation des douleurs lorsque les calculs ont franchi les canaux biliaires.

Symptômes à peu près identiques pour les calculs rénaux ou coliques néphrétiques.

Dans les deux cas purgations répétées avec les pilules Arthaud-Moulin. Prendre trois ou quatre verres de limonade végétale chaque jour. Grands bains avec 500 grammes de carbonate de soude au moment des crises : cataplasmes chauds arrosés de laudanum.

Potion avec 10 à 30 gouttes de chloroforme : une ou deux cuillerées de sirop de chloral ; ou deux à quatre grammes de bromure de **potassium**.

Dans l'engorgement du foie : une cuillerée de Berberis Moulin, matin et soir pendant quelque temps.

Lait, viandes blanches et légumes comme nourriture.

Carie dentaire.

Employer la mixture odontalgique Moulin. Elle calme instantanément les douleurs les plus violentes.

Catarrhe pulmonaire.

Ressemble à la bronchite. Expectoration plus abondante : sifflements dans la poitrine : peu de douleurs. Même traitement. S'il y a étouffement, prendre une cuillerée de Berberis Moulin, matin et soir pendant quatre à cinq jours.

Clous.

7   Monsieur MOULIN,

Au milieu de l'avant-bras il s'est formé un bouton comme une petite pièce un peu aplatie. Je l'ai bien frictionné tout de suite avec la pommade Moulin-Coulpier. Peu après l'inflammation s'est calmée et tout a disparu en peu de temps.

8   Monsieur MOULIN-COULPIER,

Depuis 2 ou 3 jours je sentais une douleur en m'asseyant. En regardant, j'aperçus une grosse rougeur. Je l'ai frictionnée tout de suite avec la pommade Moulin-Coulpier. Le lendemain j'ai mis un cataplasme bien chaud que j'ai renouvelé 3 heures après. J'ai fait la même chose le surlendemain. En enlevant le cataplasme le pus s'est mis à sortir. Je l'ai bien pressé et j'ai replacé un nouveau cataplasme et de la pommade dermatique pendant 2 ou 3 jours : après j'ai été guéri. Depuis cette époque je prends fréquemment des pilules Arthaud-Moulin pour en éviter le retour.

Constipation

Le nombre de personnes constipées est considérable, mais bien peu se rendent compte du danger auquel elles sont exposées. L'évacuation se faisant mal, l'intestin encombré par les résidus de la digestion, devient le siège de douleurs vives, l'estomac est atteint et les aigreurs, renvois, nausées, vomissements s'accompagnant de lourdeurs de tête, migraines, névralgies, etc.

Les moyens employés sont les purgatifs légers qui excitent momentanément la sécrétion intestinale pour la diminuer et la tarir ensuite, de sorte que la constipation devient plus opiniâtre que jamais.

Aucun produit ne peut remplacer les Pilules d'Arthaud-Moulin prises à la dose de 2 ou 3 chaque jour en alternant les deux numéros.

Crampes d'estomac.

Au moment des douleurs 10 gouttes de laudanum dans un peu d'eau sucrée avec addition de quelques gouttes d'eau de mélisse, à prendre par cuillerées à café ; sirop de chloral, une cuillerée à café de 5 en 5 minutes. Frictions et applications d'eau de mélisse pure ou avec moitié huile.

Crevasses, Gerçures.

Le meilleur moyen de les guérir consiste dans l'emploi de la pommade dermatique Moulin-Coulpier. Pour en éviter le retour se servir exclusivement du savon dermatique Moulin.

Croup.

Toux caractéristique, précédée d'un sentiment de malaise et de fièvre chez l'enfant. Taches blanches, grisâtres, dans l'arrière-gorge, fièvre, mal de tête, anxiété.

En attendant le médecin : sinapismes. Passer dans la gorge un pinceau mouillé d'abord et trempé dans de la poudre d'alun. Vomitif avec poudre d'ipéca, 1 gr., émétique, 0.05 centigr., ou sulfate de cuivre, 10 centigr., dans un demi-verre d'eau, par cuillerée à soupe toutes les cinq minutes. Si l'on n'a rien autre : une cuiller à café de sel dans un demi-verre d'eau chaude ; faire avaler, et faciliter les vomissements en chatouillant la gorge avec une plume ou en y introduisant le doigt. On peut aussi mouiller un pinceau avec l'acide chlorhydrique pur et le passer sur les taches.

Ce moyen offre peu de danger. Nous avons dit que c'était en attendant le médecin. Donner un peu de vin et de bouillon à l'enfant.

Dartres.

Peuvent être produites par diverses causes.

Dans tous les cas on s'en débarrasse en faisant des frictions avec la pommade dermatique Moulin-Coulpier, chaque soir ; en se servant du savon dermatique Moulin exclusivement. Pour en éviter le retour, traitement d'un mois avec les pilules d'Arthaud-Moulin, à la dose de 5 à 6 pilules par jour en alternant les deux numéros.

9   Monsieur MOULIN,

J'avais de petites dartres un peu partout sur la figure et sur le cou. Après plusieurs remèdes essayés sans résultat, je me suis frictionnée 2 fois par jour avec votre pommade, et j'ai été guérie en très peu de temps.

Je me purge de temps en temps avec vos pilules Arthaud-Moulin et je fais ma toilette avec votre lotion Floridia. Je mets une cuillerée à soupe dans un verre d'eau bouillante et depuis que je m'en sers, je m'en trouve très bien.

Dartre tonsurante.

10   Monsieur MOULIN,

J'avais une forte démangeaison avec peau rouge et rugueuse ; cette maladie affectait une forme circulaire tendant à s'agrandir. Après bien des essais, j'ai fini par user de votre pommade. Il a fallu que je me traite énergiquement : 3 frictions par jour pendant plus d'un mois. J'ai pris aussi de vos pilules Arthaud-Moulin, 5 et 6 par jour pendant environ 3 semaines en alternant les deux numéros. Voilà deux mois et demi que je me soigne et je crois que je suis guérie.

Delirium tremens.

Accidents ressemblant à la danse de Saint-Guy, ou l'épilepsie, survenant aux personnes qui ont fait abus de liqueurs alcooliques.

Cèdent à l'emploi des Pilules d'Arthaud-Moulin, si l'on a soin d'éviter la cause productrice.

Démangeaisons.

11   Monsieur MOULIN,

J'avais des démangeaisons continuelles à certaines parties du corps depuis plus d'un an. M'étant bien frictionnée avec votre pommade Moulin-Coulpier 2 fois par jour, et, prenant régulièrement 5 ou 6 pilules

Arthaud-Moulin chaque soir, j'ai été guérie au bout de 3 semaines.

Démangeaisons avec prurit vulvaire.

12   Monsieur MOULIN,

Atteinte de démangeaisons aux parties, je me grattais tellement fort qu'il sortait du sang d'une foule de petits boutons gros comme une pointe d'aiguille. Je me suis bien frictionnée avec votre pommade. Les deux premières frictions ont presque aggravé le mal. J'avais le bas-ventre comme une plaie à vif qui rendait une eau roussâtre. J'ai placé un cataplasme arrosé d'une vingtaine de gouttes d'extrait de saturne, que j'ai laissé une demi-heure en place. Après, j'ai appliqué une compresse de vin aromatique pendant 10 minutes ; cela m'a soulagée et alors j'ai fait une nouvelle application, légère, de votre pommade.

Le lendemain je recommençai le cataplasme et le vin aromatique ; au bout de 4 jours j'allais bien mieux. Alors j'ai employé la pommade, seule, et je me faisais chaque matin une lotion avec une cuillerée de lotion Floridia dans un verre d'eau bouillante. J'ai été guérie en deux mois, mais dans la crainte de retour, je prends de temps à autre des pilules Arthaud-Moulin et continue à me servir de votre lotion Floridia pour ma toilette.

Diabète.

Caractérisé par une augmentation considérable de la sécrétion urinaire, 5 à 15 litres en 24 heures.

Cette urine possède une saveur sucrée et poisse le linge ou la laine qui en sont imprégnés.

Augmentation de la soif, quelquefois de la faim, amaigrissement. Eviter les féculents et les farineux, ainsi que la bière.

Pain de gluten, viandes rôties de préférence, œufs, lait, à peu près tous les légumes à l'exception des petits pois, peu de fruits, si ce n'est noix, noisettes, amandes ; vins, liqueurs non sucrées, café, eau-de-vie et rhum en quantité si l'estomac les supporte. Nous ne voyons pas la nécessité de supprimer absolument le sucre de canne.

Le célèbre professeur Piorry, membre de l'Académie de médecine, le conseillait. Nous recommandons l'emploi des pilules glycocides Coulpier à la dose de 9 à 12 par jour, prises aux repas.

L'avantage de notre traitement sur tous ceux employés jusqu'alors, est d'être facile à prendre, et de permettre au malade de s'alimenter à sa guise : on évite ainsi la déperdition des forces.

Le principe de la purgation par les Pilules Arthaud-Moulin trouve ici une heureuse application.

13   Monsieur COULPIER,

J'avais encore 32 grammes de sucre par litre d'urine quand on m'a conseillé l'emploi de vos pilules glycocides et je sentais chaque jour mes forces diminuer. A la fin du premier flacon de vos pilules, il n'y en avait plus que 9 grammes.

J'en suis à mon 3e flacon et la dernière analyse accuse seulement des traces indosables. Mon appétit et mes forces sont revenues, mais je dois vous dire que je n'excepte rien dans ma nourriture.

Diarrhée. — Dyssenterie.

Proviennent généralement d'embarras gastrique. La purgation est donc indiquée, même après plusieurs jours de maladie.

Cinq à six pilules Arthaud-Moulin n°² 1 et 2 le premier jour. Continuer ensuite, une pilule au repas du soir pendant quelque temps.

Si les coliques sont fortes, cataplasmes laudanisés sur le ventre. Potion au bismuth. Tisane de riz sucrée avec le sirop de coings : ou deux blancs d'œufs battus dans un litre d'eau, avec sucre et eau de fleurs d'oranger ou sirop de coings ou d'airelle. Lavements amidonnés.

Eczéma.

Petites vésicules nombreuses, agglomérées, d'où il suinte un liquide séreux, limpide comme de l'eau : ensuite la peau se dessèche et tombe pour faire place aux mêmes symptômes, ou produire une inflammation plus grande avec plaques de suppuration. Quelquefois cependant la peau reste sèche et fendillée. Démangeaisons terribles à certains moments.

Dans tous les cas : application de pommade dermatique Moulin-Coulpier, délayée, si la première couche a occasionné une douleur trop vive ; ce qui arrive lorsqu'il y a plaie.

Purgations quotidiennes avec les Pilules Arthaud-Moulin, un jour le n° 1, lendemain n° 2 à la dose de 4 à 10 par jour.

Si, au bout d'un mois, la guérison n'est pas en bonne voie, demander à la Pharmacie Moulin, la lotion Floridia contre l'eczéma.

14   Monsieur MOULIN,

J'avais les jambes rouges violacées, surtout en partant de la cheville jusqu'au mollet. Des démangeaisons insupportables qui formaient quelquefois des croûtes qui couvraient toute la partie malade. De l'eau suintait au-dessous. Enfin, j'étais dans un triste état. J'ai commencé par frictionner doucement avec la pommade et j'ai enveloppé les jambes avec des linges. Le lendemain matin, j'ai mis un cataplasme, un peu chaud, de fécule qui entourait toute la jambe. Je l'ai laissé environ vingt minutes ; une partie des croûtes s'est détachée et il a suinté de l'eau rousse.

J'ai bien épongé avec du coton hydrophile et j'ai frictionné à nouveau avec votre pommade. J'ai recommencé la friction le soir en changeant de linge.

Le lendemain, et 4 jours de suite, j'ai recommencé ce même traitement. Enfin le 6° jour, après le cataplasme, j'ai mis une compresse de vin aromatique pendant 5 minutes en continuant la pommade après. Au bout de 15 jours, je n'avais plus besoin que de me frictionner deux fois par jour avec la pommade et maintenant après 3 mois et demi de traitement, je me.considère comme entièrement guéri.

J'ai pris de vos pilules Arthaud-Moulin 15 jours de suite le premier mois ; depuis, j'en prends 8 jours par mois, tantôt 4 et tantôt 6, en alternant le n° 1 et le n° 2. Je continuerai car je crois que j'avais le sang bien malade.

Eczéma sec.

15   Monsieur MOULIN,

Il me poussait des peluches sur les mains, la peau sèche se fendillait à certains endroits et cela me grattait l'avant-bras. Je me suis frotté 2 fois par jour avec la pommade Moulin-Coulpier et au bout de 15 jours j'étais guéri.

Eczéma humide.

16   Monsieur MOULIN,

J'avais des démangeaisons très fortes aux mains et aux bras ; quelquefois il se formait des petits boutons, d'où en me grattant il sortait une espèce d'eau roussâtre. Bien que les premières frictions aient fait enfler davantage, j'ai continué à me frotter 2 fois par jour. J'ai aussi pris 5 ou 6 pilules Arthaud-Moulin chaque jour, tantôt n° 1, lendemain n° 2. Cela pendant 20 jours. Au bout de 3 semaines, j'allais déjà mieux. J'ai recommencé les pilules 8 jours après et j'étais guéri au bout de deux mois.

Embarras gastrique.

Malaise général avec perte d'appétit, bouche mauvaise, langue chargée, douleurs de tête, nausées et parfois fièvre. On s'en débarrasse en prenant de temps en temps 4 pilules Arthaud-Moulin. Un jour n° 1 et le lendemain n° 2. Pour faire disparaître l'inflammation du tube digestif, qui est la conséquence de cette affection, il est aussi nécessaire de prendre aux repas deux cuillerées à café de limonade végétale.

Engelures.

Appliquer près du feu, matin et soir avec un petit pinceau, le baume contre les engelures de la Pharmacie Moulin, si elles ne sont pas ulcérées. La guérison a généralement lieu en 2 ou 3 jours. Si elles sont ulcérées, panser avec un mélange d'un tiers de pommade dermatique et de deux tiers de céral ou cold-cream.

Erysipèle.

Rougeur, gonflement de la peau sur une certaine étendue, limitée par une sorte de bourrelet tranchant avec les parties saines. Frissons, fièvre, maux de tête, quelquefois délire.

Purger dès le début avec cinq pilules Arthaud-Moulin, nº 1, le matin et cinq pilules nº 2 le soir. Continuer pendant quatre ou cinq jours à la dose de trois ou quatre, un jour nº 1 et le lendemain nº 2. Graisser la région malade avec un mélange d'un quart de pommade dermatique Moulin-Coulpier et trois quarts de cérat, cold-cream ou glycéré d'amidon.

Fièvre.

Etat général caractérisé par une élévation de la température, avec accélération du pouls. Elle débute généralement par un frisson, après lequel vient la période de chaleur, la face se colore, la peau transpire et la température s'élève. Pendant la fièvre la soif est vive, l'appétit nul, le sommeil troublé, les urines rares, rouges, chargées.

Il peut y avoir du délire.

La fièvre est toujours le symptôme de l'inflammation de quelque organe. Il n'existe pas de maladie aiguë sans fièvre.

Donner au repas du soir 4 pilules Arthaud-Moulin nº 1 et le lendemain 4 pilules nº 2 au même moment. Continuer ainsi pendant une huitaine de jours. Faire prendre du Berberis Moulin à la dose de 2 cuillerées à café matin et soir. En cas de faiblesse, on prendra ensuite un verre à Bordeaux, à chaque repas, du vin de Berberis Moulin.

Furoncles.

Le furoncle ou clou débute par l'apparition d'un bouton rouge et douloureux et se termine par la sortie d'un amas de matière purulente demi-solide nommé bourbillon.

On appliquera dès son apparition une couche de pommade Moulin-Coulpier par dessus laquelle on placera un petit cataplasme. Renouveler 2 ou 3 fois par jour jusqu'à ce qu'il soit percé. Continuer les applications de pommade jusqu'à guérison complète et faire prendre chaque jour 8 pilules Coulpier. (Pilules glycocides au permanganate de lithine) afin d'éviter qu'il en revienne d'autres.

Gastralgie. — Gastrite.

Sensation de brûlure dans l'estomac. Renvois aigres, quelquefois nidoreux. Inappétence. Gonflement après les repas, digestion difficile, surtout pour les aliments gras. Purgatifs répétés avec les pilules d'Arthaud-Moulin à la dose de cinq à six par jour pendant 8 à 15 jours.

Après, prendre tous les matins deux cuillerées à café de limonade végétale.

Éviter tous les aliments gras : la charcuterie, les pommes de terre frites et autres fritures. Ne pas boire de liqueurs, ni de vin pur. A la fin du repas, un verre à liqueur de vin de Berberis. Pendant le traitement, on se trouvera bien de prendre 2 ou 3 pilules glycocides aux repas.

Glandes (Engorgements des)

Se rencontre chez les sujets lymphatiques, surtout les enfants. Purger une fois ou deux par mois, avec les pilules d'Arthaud-Moulin.

Faire une légère friction sur les glandes avec la pommade dermatique et recouvrir d'ouate pendant la nuit. Pommade à l'iodure de potassium.

Donner pendant l'hiver de l'huile de foie de morue avec un mélange de cette huile et de sirop antiscorbutique : au printemps sirop antiscorbutique, et sirop iodotannique phosphaté de la Pharmacie Moulin. S'il n'y a pas d'appétit, un verre à madère de vin de Berberis aux repas, et au besoin une cuillerée à café de poudre ferro-manganique Du Vivier dans de l'eau.

Goitre.

Tumeur à la partie antérieure du cou ; plus fréquente chez la femme ; affecte un peu la forme d'un croissant. Iodure de potassium à la dose de 0.50 à 1 gramme par jour, et mieux essence de salsepareille iodurée, une cuillerée matin et soir. Purgation tous les huit ou quinze jours avec les pilules Arthaud-Moulin à la dose de 5 ou 6 pilules. Frictions et applications de pommade iodurée sur la glande.

Hémorroïdes.

Dilatation des vaisseaux de l'anus causée le plus souvent par la constipation et pouvant occasionner des douleurs très vives et des hémorragies abondantes. Les hémorroïdes sont externes ou internes, suivant qu'elles apparaissent sous forme de bourrelets autour de l'anus ou qu'elles sont au contraire situées profondément. Enduire à l'extérieur et introduire à l'intérieur, si elles sont internes, un peu de la pommade Moulin-Coulpier. Lorsqu'il y a beaucoup d'inflammation et de gonflement, appliquer par dessus la couche de pommade et laisser environ 2 heures en place, un cataplasme tiède d'amidon ou de fécule arrosé de 2 ou 3 gouttes seulement d'extrait de saturne.

17   Monsieur MOULIN,

J'avais à l'anus une petite grosseur de la taille d'un haricot, cela me gênait et je souffrais pour aller à la garde-robe. Je me suis frictionnée soir et matin avec votre pommade dermatique ainsi qu'avant d'aller à la garde-robe et aussitôt après en repoussant la petite grosseur dans l'intérieur. Ensuite je m'essuyais bien avec du coton hydrophile. La grosseur a disparu au bout de quinze jours.

18   Monsieur MOULIN,

Depuis un certain temps je souffrais pour aller à la garde-robe, quelquefois même cela saignait, car j'étais toujours constipée. On ne voyait rien extérieurement. J'ai pris un morceau de papier de soie que j'ai bien graissé avec la pommade Moulin-Coulpier et me suis

Lien frictionnée à l'intérieur surtout avant et après être allée à la garde-robe. En même temps je prenais 3 ou 4 pilules Arthaud-Moulin tous les jours. La constipation a disparu et je ne souffre plus.

Herpès.

Eruption de petites vésicules pleines d'un liquide limpide qui se crèvent et produisent des croûtes ou ulcérations.

Il se manifeste au nez, aux lèvres, aux parties sexuelles, etc.

Il est dû surtout à un vice du sang ; aussi doit-on chercher à le guérir en appliquant de la pommade dermatique dès l'apparition des vésicules et surtout en purifiant le sang par l'emploi des pilules dépuratives et purgatives d'Arthaud-Moulin prises à la dose de 3 à 6 pilules par jour en alternant les deux numéros.

Jaunisse.

Elle est due à la présence dans le sang des matières colorantes de la bile. La peau, les yeux, les ongles sont colorés en jaune, les matières fécales sont décolorées, les sueurs, les urines sont colorées en brun. Elle est due à un engorgement du foie, à des calculs biliaires. Dès l'apparition prendre 5 pilules Arthaud-Moulin n° 1 le matin et 5 n° 2 le soir. Tous les 3 ou 4 jours pendant 1 mois. Avant chaque repas 2 cuillerées à café de Berberis Moulin dans un peu d'eau pendant 3 semaines. Comme reconstituant ensuite, un verre à madère de vin de Berberis pendant un mois ou deux.

Leucorrhée. — Flueurs blanches.

Pilules d'Arthaud-Moulin, huit jours consécutifs par mois, dans l'intervalle des époques. Le reste du temps prendre de la poudre ferro-manganique aux repas et un verre à madère de vin de Berberis.

Injections astringentes avec injection Moulin, pour femme. Introduire profondément dans le vagin le doigt bien graissé de pommade dermatique Moulin-Coulpier.

Loupes.

Petites tumeurs arrondies renfermant surtout de la graisse, ne présentant aucun danger, mais pouvant devenir gênantes par leur volume ou la situation qu'elles occupent. Avant de recourir à l'opération chirurgicale, nous conseillons l'emploi de la pommade dermatique, et frictions matin et soir, elle nous a souvent donné de merveilleux résultats.

19   Monsieur MOULIN,

J'avais une loupe de la grosseur d'un œuf placée sur la tête. C'est vous dire combien c'était gênant pour me coiffer et, en dehors de cela, tous les cheveux étaient tombés à cette place. J'ai employé votre pommade dermatique. Au bout d'un mois, elle avait diminué sensiblement. Aujourd'hui, il m'en reste à peine gros comme une petite noisette et de plus les cheveux ont parfaitement repoussé.

Migraine.

Douleur se localisant toujours à une partie antérieure ou latérale de la tête : arcades sourcilières, front, tempes, etc.

Va en augmentant, jusqu'à l'inaptitude au travail, nausées, vomissements.

Au moment de l'accès, compresses d'eau sédative sur le front.

Infusion chaude de menthe poivrée, camomille, ou fleur d'oranger. Repos dans une pièce peu éclairée.

La migraine cède toujours au traitement prolongé par les pilules d'Arthaud-Moulin. Alterner les deux numéros, à la dose de cinq à six pilules chaque jour, pendant un mois si cela est nécessaire.

Quelques personnes se sont guéries en prenant seulement une ou deux pilules purgatives par jour au repas du soir.

Muguet.

Petites peaux blanchâtres qui se forment **dans** la bouche des nourrissons. Donner une petite **pur**gation : soit une pilule Arthaud-Moulin, soit un peu de manne ou de magnésie.

Frotter la bouche avec le doigt ou avec un pinceau trempé dans le mélange suivant : borax, 5 gr.; miel rosat, 20 gr.

Fièvres éruptives :
Rougeole, Scarlatine, Petite Vérole.

Débutent généralement par de la courbature, malaise, sommeil agité, rêves pénibles, peu d'appétil. Ensuite assoupissement, fièvre plus prononcée, quelquefois par accès. Fatigue des yeux, souvent un peu de bronchite, mal de gorge et rhume de cerveau. Le quatrième ou cinquième jour l'éruption se manifeste.

Donner, dès le début, une bonne dose de pilules Moulin-Arthaud n° 1 et n° 2. Entretenir ensuite la liberté du ventre au moyen d'une pilule tous les 2 jours.

Tenir le malade un peu chaudement avant l'éruption, se contenter d'éviter le refroidissement après. Aérer autant que possible.

Sirops de groseilles, cerises, framboises, orangeade pour boisson, à la température de la pièce et au goût du malade.

Les premiers jours, il est préférable de boire des infusions chaudes de sureau, bourrache, pariétaire, violettes ou mauve. Alimentation légère. Ne pas sortir trop tôt pendant la convalescence.

Paralysie.

La paralysie est malheureusement assez connue pour qu'il soit inutile de la décrire.

Nous ne saurions trop recommander aux personnes qui ont eu des parents paralysés de se purger tous les 2 ou 3 mois avec les Pilules d'Arthaud-Moulin.

Aux personnes traversant l'âge critique ou d'un âge plus avancé, nous conseillerons de faire attention si la parole s'embarrasse quelquefois, s'il y a perte de mémoire, pour certains mots, ne serait-ce que les noms propres, si les mouvements des bras et des jambes sont bien conformes à la volonté, s'il n y a pas perte ou exagération de l'appétit, incontinence ou rétention d'urine.

Quels que soient les symptômes qui se manifestent, on évitera des accidents terribles en se purgeant fréquemment avec les pilules Arthaud-Moulin.

Dans les cas d'hémiplégie, de paralysie déclarée, elles ont produit des résultats surprenants, à la dose de 8 à 10 soir et matin, en alternant les deux numéros.

Pelade.

Maladie du cuir chevelu caractérisée par une sorte de tonsure qui va en s'élargissant, laissant la peau complètement à nu. C'est une maladie parasitaire qui se communique par les brosses, le peigne ou le rasoir.

Si on se soigne en temps voulu, la racine des cheveux n'étant pas détruite, ceux-ci peuvent repousser ; mais si l'on attend trop longtemps, la guérison est beaucoup plus difficile, et la peau peut rester dénudée pour toujours.

Le traitement consiste à frictionner assez vigoureusement la partie atteinte, ainsi que le pourtour, avec la pommade dermatique Moulin-Coulpier.

Matin et soir. Avant chaque friction nouvelle bien nettoyer les plaques avec de l'eau très chaude en se servant de savon dermatique et antiseptique Moulin.

Lorsque l'application de pommade peut présenter un inconvénient au point de vue des occupations journalières, on pourra, après le lavage du matin, faire une application de Lotion Floridia également très efficace contre cette affection.

20   Monsieur Moulin,

J'avais des plaques à plusieurs endroits de la tête, deux de la grandeur d'une pièce de 10 centimes. J'ai frictionné matin et soir les plaques et le soir toute la tête avec la pommade. Tous les deux jours je lavais soigneusement la tête avec de l'eau chaude et du savon dermatique. Au bout de 15 jours on voyait des traces de poils follets ; puis peu à peu les plaques ont diminué et les cheveux étaient revenus à leur état normal au bout de trois mois. Pendant le traitement, j'ai pris presque tous les jours au réveil, une cuillerée à café de poudre ferro-manganique à chaque repas.

Pellicules.

Les pellicules du cuir chevelu sont dues à la sécrétion exagérée d'une substance sébacée qui s'étale sur la peau et se détache peu à peu sous forme d'écailles minces (séborrhée).

Les pellicules sont l'indice d'un état maladif du follicule pileux devant bientôt entraîner la chute des cheveux. On doit donc, dès le début, intervenir énergiquement si l'on tient à conserver sa chevelure.

Nous recommandons notre pommade anti-pelliculaire très active et à la fois d'une odeur très agréable. Application chaque jour sur la racine des cheveux et au moins deux fois par semaine nettoyage de la tête avec eau chaude et à l'aide du savon dermatique Moulin.

On se trouve également bien de suivre le traitement dépuratif par l'emploi des Pilules Arthaud-Moulin, prises à la dose de 3 à 5 pilules, chaque soir, en alternant les deux numéros.

Monsieur MOULIN,

J'avais la tête couverte de pellicules, mes cheveux tombaient par poignées. Je me suis bien frictionné avec votre pommade anti-pelliculaire. J'ai eu peur les 2 premiers jours, car ils tombaient encore davantage. Au bout de 3 ou 4 jours la chute avait cessé. Je me lavais 2 fois par semaine avec votre savon dermatique et de l'eau bien chaude, et essuyais bien ensuite. Au bout d'un mois les cheveux repoussaient très bien. Je prends encore de temps en temps des pilules dépuratives et purgatives d'Arthaud-Moulin, car je crois que l'échauffement du sang en était la principale cause.

Pertes blanches (Voir **Leucorrhée**).

Scarlatine (Voir **fièvres éruptives**).

Toux.

Occasionnée par les affections de la gorge, du larynx ou de la poitrine. Nous conseillons de prendre 5 à 6 fois par jour une cuillerée à café de sirop léniff pectoral Moulin. Dans l'intervalle sucer quelques pastilles pectorales de dattes de la Pharmacie Moulin. Applications de teinture d'iode dans la période aiguë.

Transpiration.

La transpiration joue un rôle important au point de vue de la santé. Celles dues à la faiblesse doivent être combattues à l'aide de la poudre ferro-manganique prise à la dose de 2 cuillerées à café à chaque repas.

Quant à celles des pieds, des mains ou des aisselles qui dégagent une odeur désagréable, nous conseillons l'emploi de la pommade dermatique Moulin, très efficace, alternativement avec la lotion Floridia.

Urticaire.

Eruption de plaques rouges saillantes sur la peau, analogues à celles que déterminent les piqûres d'ortie et produisant comme elles une démangeaison insupportable.

Il faut appliquer la Lotion Floridia étendue d'eau (3 cuillerées dans un verre d'eau) sur les cloques qui se sont formées et traiter la cause, qui provient d'un mauvais fonctionnement du tube digestif, par l'emploi des pilules Arthaud-Moulin prises à la dose de 3 à 5 au repas du soir, en alternant le n° 1 et le n° 2.

Varices

Dilatation permanente des veines. Elles siègent le plus souvent aux jambes où elles peuvent causer des ulcères variqueux ou des hémorragies abondantes. Pour éviter ces accidents, il est bon de porter des bas élastiques ou d'entourer les jambes de bandes de crêpe en tissu élastique.

Les ulcères variqueux sont difficiles à guérir. Ils nécessitent l'emploi de la pommade dermatique en application chaque soir, et le matin lavage des plaies avec la lotion Floridia étendue d'eau. En cas d'inflammation vive, cataplasme de fécule arrosé de 5 à 6 gouttes d'extrait de saturne.

Pommade dermatique Moulin.

Quoique d'une création relativement récente, on ne compte déjà plus les succès obtenus par la pommade dermatique Moulin associée aux pilules.

Son mode d'emploi est des plus simples : il suffit de graisser la partie malade 2 fois par jour avec une quantité de pommade suffisante. Recouvrir, quand cela se peut, d'un morceau de taffetas gommé et même, à défaut. d'un linge de toile ou du papier brouillard·

C'est ainsi que l'on guérit l'*eczéma*, les *dartres*, l'*impétigo*, le *prurigo*, l'*herpès*, l'*acné*, *gerçures* aux mains, etc.

Pour le *pityriasis* et autres affections du cuir chevelu, il faut en employer une certaine quantité à la fois, et surtout avoir soin de bien la faire toucher à la peau en écartant les cheveux et en frictionnant, soit avec le doigt, soit avec une brosse bien fine. Il est plus commode de s'en servir le soir ; on s'enveloppe ensuite la tête d'un fichu. L'application doit être faite au moins tous les deux jours. On a vu souvent des chutes de cheveux très intenses céder rapidement à l'emploi de cette pommade.

Les *petites dartres* volantes des enfants, l'*impétigo*, le *psoriasis*, etc., du cuir chevelu, guérissent très bien par l'emploi de cette pommade.

Pour la tête chez les enfants, il est bon de la délayer avec 1/3 d'huile de ricin ou d'amandes douces.

Dans les *engorgements des glandes*, il faut des frictions prolongées (au moins 5 minutes chaque fois), répétées deux ou trois fois par jour.

Pour les *hémorroïdes*, enduire à l'extérieur et en introduire un peu à l'intérieur si elles sont internes. Lorsqu'il y a beaucoup d'inflammation et de gonflement, appliquer par dessus la couche de pommade et laisser 2 heures environ en place, un cataplasme tiède d'amidon ou fécule arrosé de 2 ou 3 gouttes seulement d'*extrait de saturne*.

Pour le *prurit vulvaire* ou *démangeaisons* si désagréables qu'éprouvent quelques dames à certaine partie du corps, il faut faire un cataplasme comme le précédent, pas trop épais ; le saupoudrer de poudre d'amidon pendant qu'il est encore tout chaud et l'appliquer sur la région malade, que l'on a d'abord bien enduite de pommade. Il n'est pas rare qu'une seule application guérisse cette cruelle indisposition ; dans tous les cas, les démangeaisons sont calmées instantanément.

Pour les *varices*, très gonflées et même ulcérées, il faut également mettre un ou deux de ces cataplasmes par jour (sans les saupoudrer), en ayant soin de ne pas les laisser plus d'une heure en place. Toutes les fois qu'il y a plaie, la pommade ne doit pas être employée pure pour les premiers pansements. Il faut la mêler avec moitié ou 2/3 de cérat ou de bonne huile d'olives ou d'amandes douces. Laver au moins une fois par jour avec de l'eau un peu chaude à laquelle on ajoute partie égale de vin aromatique.

Il est arrivé que certains eczémas, à forme squammeuse ayant surtout leur siège aux mains, résistaient à l'emploi de pommade dermatique. Nous avons composé une lotion que l'on emploie à la dose d'une cuillerée par 1/2 litre d'eau très chaude dans laquelle on plonge la main pendant cinq à dix minutes. Lorsque la maladie siège sur une autre partie du corps, on met une compresse avec la lotion pure, on laisse une ou deux minutes et on lave ensuite à l'eau chaude.

Berberis Moulin (*fébrifuge antipériodique*).

Le *Berberis vulgaris* qui sert à la préparation de ce fébrifuge, est un arbrisseau appartenant à la famille des Berbéridées. Cette espèce (Berberis vulgaris) est commune dans les haies et dans les bois de toute l'Europe, où elle atteint ordinairement de deux à trois mètres de hauteur. Ses branches sont rameuses, ornées d'épines ; ses feuilles sont petites, ovales oblongues, dentelées d'une saveur acide agréable ; les fleurs sont petites, jaunâtres, disposées en grappe et d'une odeur un peu nauséeuse ; les fruits ont la forme d'une baie allongée d'un rouge corail, d'une saveur acide sucrée, qui les fait utiliser pour la confection d'un sirop d'agrément ; la racine est ligneuse, d'un jaune pur, à structure rayonnée ; elle sert à la teinture en jaune, ainsi que son écorce qui n'avait pas d'autre emploi avant que l'on ait isolé le principe fébrifuge contenu dans la seconde écorce de la racine.

Après la découverte de la Berberine, par M. Buchener, on considéra longtemps à tort cet alcaloïde comme étant le principe actif de cet arbrisseau. Mais ce n'est qu'après une longue série de recherches scientifiques, faites sous la direction du professeur Piorry, que M. Moulin est arrivé à isoler tous les principes actifs contenus seulement dans la seconde écorce de la racine.

Sous le nom de *Berberis-Moulin*, nous désignons la liqueur amère préparée avec la seconde écorce de la racine.

On diminue beaucoup l'amertume en la mélangeant avec partie égale de vin rouge ou de Malaga. On peut la prendre en lavement, additionnée de 3 à 4 parties d'eau. Nous ferons remarquer que le vin de Berberis est très agréable au goût.

Le *Berberis Moulin*, déjà préconisé depuis plusieurs années, par M. le professeur Piorry et par un grand nombre de sommités médicales, possède des propriétés fébrifuges incontestables, et son infaillibilité n'a d'égale que la rapidité de son action.

C'est en 1863, dans son service de clinique de la Faculté de médecine de Paris, à l'hôpital de la Charité, que M. Piorry a commencé ses expériences publiques.

Le nombreux auditoire qui suivait alors les cours de l'habile clinicien put constater, sous la surveillance du maître, la rapidité d'action de ce médicament sur la rate, de même que son efficacité incontestable dans les fièvres intermittentes, la cachexie paludéenne et la plupart des névroses périodiques.

De nombreuses observations furent publiées à ce moment dans les principaux journaux de médecine, tels que la *Gazette des Hôpitaux*, le *Courrier Médical*, la *France Médicale*, l'*Abeille Médicale*, etc., par les élèves ou internes qui assistaient à ces expériences.

On recueillit aussi une série d'observations que l'on adressa à l'Académie de médecine qui nomma une commission dont M. Roger fut rapporteur. A l'occasion de ce rapport favorable, lu en séance publique au mois d'avril 1865, M. le professeur Piorry prit la parole pour affirmer ses assertions antérieures. « Le *Berberis*, dit-il, est un médicament fébrifuge héroïque, d'une action au moins égale à celle du sulfate de quinine, et n'occasionne jamais, même à hautes doses, les troubles cérébraux que détermine cet alcaloïde. »

Nous regrettons de ne pouvoir donner dans ce prospectus un résumé du mémoire du professeur Piorry. Voici cependant ce qui ressort de ses conclusions :

Si l'on donne deux cuillerées de ce médicament à un malade chez lequel la fièvre existe, soit par suite d'un état idiosyncrasique particulier, soit sous forme intermittente, on peut presque aussitôt constater, par l'examen plessimétrique de la rate, que ce viscère, tuméfié un instant auparavant, est revenu vers ses proportions normales. En peu de temps les phénomènes fébriles s'apaisent, le pouls tombe, la chaleur diminue, et si le médicament a été donné au premier accès, il n'est pas rare de voir la fièvre disparaître sans retour.

Il est bon cependant d'en prendre encore deux cuillerées pendant quelques jours afin de rendre entièrement à l'organe splénique ses conditions normales. La plus importante médication du Berberis est dans les fièvres produites par le séjour prolongé dans un pays chaud et humide, bas et marécageux ; dans ces cas, c'est un véritable spécifique.

De nombreuses cures ont démontré son efficacité dans les toux nerveuses, si difficiles à calmer généralement. On obtient aussi tous les jours de très grands succès par son emploi dans la toux asthmatique et dans certaines toux rebelles dites toux de sang, ou de fatigue, que les narcotiques à l'intérieur et les révulsifs à l'extérieur peuvent rarement soulager, même momentanément.

Les propriétés fébrifuges l'indiquaient dans le cas de rhumatisme articulaire avec fièvre. Les résultats ont été conformes aux prévisions qui avaient été faites, et beaucoup de nos plus éminents praticiens guérissent très rapidement cette longue et redoutable affection avec le concours de ce médicament. Infaillible dans les engorgements de la rate, il est administré aussi avec succès dans les engorgements du foie et des poumons, et toutes les fois qu'il y a gêne dans la respiration. En résumé, il est utile, dans tous les cas où les préparations quiniques peuvent être employées, et de plus il n'a aucun des inconvénients de la quinine ou du quinquina.

Mode d'emploi. — On en prend généralement de une à deux cuillerées à bouche le matin à jeûn et le soir en se couchant. Cependant, dans les affections périodiques bien déterminées, telles que fièvres intermittentes, névralgies, migraines, etc., il est préférable d'en prendre deux cuillerées deux heures avant l'accès.

Pour les bronchites, 2 cuillerées dans 2 cuillerées de vin, le soir en se mettant au lit, 3 ou 4 jours de suite.

Vin de Berberis.

Le *vin de Berberis* contenant tous les éléments qui constituent un bon tonique, convient dans tous les cas où les autres toniques sont indiqués : *anémie, gêne dans la respiration, chlorose, affaiblissement, sueurs profuses,* etc. Il est anti-fébrifuge, au moins aussi actif que les vins de quinquina et autres préparations dont le quinquina est la base, et n'a pas, comme celles-ci, l'inconvénient de produire de la constipation, même lorsqu'on l'emploie associé aux ferrugineux. Sa saveur agréable ne l'empêche pas d'être apéritif et de faciliter l'amélioration au même titre que les vins de gentiane, absinthe, coça, écorce d'orange amère, etc. Il a des propriétés digestives qu'explique son action désobstruante sur tous les viscères en même temps que l'influence remarquable qu'il exerce favorablement sur la respiration.

La dose pour les adultes est ordinairement d'un verre à madère, deux ou trois fois par jour, avant ou pendant le repas ; on peut aussi le prendre le matin en se levant et le soir en se couchant. Pour les enfants, un verre à liqueur suffit.

Sirop lénitif pectoral Moulin.

Ce sirop recommandé par nos médecins les plus habiles, se prend par cuillerées à café toutes les heures dans la journée, et une ou deux cuillerées à bouche, le soir en se couchant, pur ou dans une infusion de mauves ou violettes, ou dans du lait chaud.

Il est calmant, incisif et s'administre avec succès dans les inflammations en général et dans les maladies de poitrine en particulier, telles que rhume, bronchite aiguë ou chronique, phtisie pulmonaire, maux de gorge, etc. Une cuillerée pure ou dans l'eau chaude calme rapidement les maux d'estomac ou de ventre, lorsqu'ils ne sont pas occasionnés par une mauvaise digestion.

Il convient aux personnes habituées à parler à haute voix et surtout aux chanteurs.

Essence concentrée de Salsepareille à l'iodure de potassium.

La salsepareille jouit d'une réputation éprouvée

comme dépuratif. Notre essence additionnée de quelques autres possédant les mêmes propriétés, remplace, avec avantage, toutes les tisanes sudorifiques. Une cuillerée renferme tous les principes actifs d'un demi-litre de tisane et 40 centigrammes d'iodure de potassium. On en prend ordinairement une cuillerée à soupe le matin en se levant et une le soir en se couchant, pure ou dans de l'eau et même un peu de vin rouge ou blanc. On peut aussi la prendre dans le courant de la journée à une heure d'intervalle des repas.

Les propriétés sudorifiques et dépuratives de la salsepareille à l'iodure de potassium, font que les médecins l'emploient avec le plus grand succès pour la guérison des maladies syphilitiques, vices héréditaires, âcreté du sang, des humeurs, engorgement des glandes et les affections de la peau.

L'obésité, lorsqu'elle est due à une altération de la lymphe, guérit fréquemment par un emploi prolongé de ce médicament.

Poudre ferro-manganique du Dr E. Du Vivier
pour eau gazeuse.

Digestive, apéritive, curative, de l'anémie et de la chlorose, préventive des affections typhiques ou typhoïdes.

L'introduction du fer dans la thérapeutique remonte aux temps les plus reculés. Un simple berger l'employa pour guérir le fils d'un roi égyptien, il y a plus de 3.000 ans. L'usage s'est perpétué jusqu'à nos jours et ne fait que s'accroître depuis quelques années, grâce à la débilité de nos organismes ruinés par le système de Broussais et les effroyables boucheries d'hommes qui ont pesé sur les précédentes générations. Il n'y a pas plus d'un demi-siècle que l'on a constaté sa présence comme principe constituant les globules rouges du sang et vers cette époque, le chimiste Barruel retirait un fragment de fer métallique en analysant le sang du célèbre Orfila.

Depuis, nos physiologistes les plus éminents ont constaté que les globules étaient d'autant plus colorés qu'ils contenaient plus de fer.

Le manganèse accompagne toujours le fer dans la composition de ce liquide et l'on peut dire que c'est lui qui parfait dans le sang les excellentes qualités de ce métal comme il le fait d'une façon si frappante dans l'industrie.

Un de nos praticien les plus distingués de Paris, le docteur E. Du Vivier a bien voulu nous charger de la préparation d'une poudre contenant ces deux métaux à l'état solide et susceptible de se conserver sans altération. En nous conformant à la formule qu'il nous a donnée, nous avons pu, après de nombreux essais, obtenir un produit doué d'une grande efficacité, et d'une conservation assurée.

Cette poudre est un spécifique de l'anémie et de la chlorose, de la leucorrhée (ou fleurs blanches), aménorrhée, dysménorrhée, etc.

Elle s'emploie avantageusement dans la plupart des maladies de la peau, qui ne sont dues le plus souvent qu'à un état de faiblesse du sang. Elle réussit également dans les affections de l'estomac, telles que dyspepsies, gastralgies, les maladies nerveuses, les migraines, etc.

Sous son influence, l'appétit se développe, la digestion se rétablit, le sang devient plus coloré, plus plastique, la force musculaire s'accroît, tout ce qui tient à la nutrition s'améliore.

Une cuillerée à café, dans un verre d'eau et de vin produit une boisson gazeuse, la meilleure que l'on puisse boire en mangeant pendant les chaleurs.

Elle désaltère et calme la soif, sans que l'on soit obligé d'absorber de grandes quantités de liquide. Son action légèrement astringente et antiseptique prévient les flux intestinaux, et l'on ne saurait trop la conseiller aux personnes pour lesquelles il y a quelque crainte de cholérine, dyssenterie, etc.

Mode d'emploi. — Une cuillerée à café dans un demi-verre d'eau et de vin à boire aussitôt après avoir agité légèrement. La dose est de 1 à 2 cuillerées à café par repas.

Limonade végétale rafraîchissante.

Cette limonade a été primitivement conseillée par l'auteur comme boisson préparatoire et moyen d'activer l'effet de ses pilules ; néanmoins, par sa nature, cette limonade végétale peut se prendre dans d'autres cas ; ses effets anti-phlogistiques lui feront donner constamment la préférence sur les eaux minérales, qui irritent la membrane muqueuse de l'estomac au point de paralyser les fonctions digestives.

La limonade végétale produit des effets contraires, elle adoucit et rafraîchit. Nous saisissons cette occasion pour donner un avertissement utile et tout à fait hygiénique : on ne doit pas croire que la glace prise abondamment dans les fortes chaleurs soit propre à calmer la soif et à diminuer l'inflammation interne que l'on éprouve. Nous sommes tout à fait opposé à cette opinion : l'expérience, notre seul guide, nous a prouvé le contraire.

La limonade végétale, prise à la dose de 2 cuillerées à café dans un verre d'eau fraîche, suffit pour désaltérer et procurer un effet salutaire. Les voyageurs pourront se convaincre de cet avantage en se munissant de cette excellente poudre, aussi agréable que facile à prendre à toutes les heures de la journée. Nous avons dit que cette poudre végétale empêchait la transpiration surabondante ; nous insistons sur ce point, l'expérience le prouvera. Nous n'entrerons pas dans des détails pour expliquer la cause de cet effet ; néanmoins, nous croyons pouvoir l'attribuer à la propriété détersive qu'elle possède. Cette propriété sera tellement utile pour les personnes qui sont ordinairement trop resserrées ou constipées, qu'elles s'empresseront de recourir à son usage.

Les voyages font ressentir généralement une contraction continuelle des organes abdominaux ; l'on reste plusieurs jours sans aller à la garderobe ; avec notre limonade, on se préservera de ce malaise aussi nuisible que gênant.

Pastilles d'extrait de Goudron de Coulpier.

Les pastilles Coulpier, à base d'extrait de goudron pur et parfaitement soluble, ont, sur les capsules de goudron qui contiennent plus des trois quarts de leur poids de matières impures ou insolubles, le double avantage d'agir beaucoup plus activement sur les organes de la respiration et de ne pas occasionner de fatigue aux organes de la digestion.

Leur emploi est des plus faciles, puisqu'il suffit

de les laisser fondre dans la bouche à n'importe quel moment de la journée. La quantité doit être de 8 à 15 par jour, sans qu'il y ait inconvénient à dépasser cette dernière dose. Privées des principes âcres du goudron, elles ont une saveur agréable qui plaît à tout le monde. Aussi, dans tous les rhumes, bronchites, catarrhes, phtisies, etc., on doit employer ces pastilles qui calment la toux et guérissent avec une grande rapidité toutes les affections des organes de la respiration.

Pastilles d'extrait de Goudron et chlorate de potasse.

Ces pastilles s'emploient avec le plus grand succès dans les inflammations du larynx et des amygdales, le gonflement des gencives, les aphtes de la bouche, la sécheresse de la gorge, l'altération des cordes vocales, le ptyalisme mercuriel, la mauvaise haleine, etc. Elles sont toujours préférables aux pastilles de chlorate de potasse seul, surtout lorsqu'il y a un peu de toux.

Recommandées aux fumeurs pour dissiper l'odeur du tabac et rafraîchir la bouche.

Exiger la signature COULPIER *sur chaque boîte, et spécifier* PASTILLES COULPIER *à l'extrait de goudron pur ou Pastilles à l'extrait de goudron et chlorate de potasse.*

Mixture odontalgique.

Cette préparation donne des résultats remarquables pour calmer les maux de dents les plus intenses. On commence par sécher et nettoyer la cavité de la dent cariée avec un morceau de coton au bout d'un cure-dents ; ensuite, on imbibe un morceau de coton ou d'amadou de la mixture que l'on introduit dans la cavité de la dent cariée.

Une seule application suffit le plus souvent pour calmer la douleur ou la rage de dents la plus intense. On se trouvera bien aussi d'en mettre une ou deux gouttes sur du coton huilé dans l'oreille du côté de la dent malade.

Elixir dentifrice, au quinquina, gaïac et cochléaria.

Les agents thérapeutiques qui le composent et ceux de la poudre qui en est le complément sont hygiéniques et salutaires au plus haut degré. Il parfume l'haleine, calme les douleurs et prévient les névralgies et les irritations des gencives, désinfecte les cavités dentaires, détruit les animalcules, enlève le tartre et prévient la carie.

Pommade antipelliculaire.

Cette pommade jouit depuis longtemps d'une très grande réputation contre le pityriasis, fait tomber les pellicules, fait repousser les cheveux en agissant sur le bulbe par ses propriétés astringentes, prévient le grisonnement, sert à les lisser et leur rend leur éclat naturel.

Pâte pectorale de Dattes.

Ce bonbon, composé de matières balsamiques et béchiques s'emploie avec succès contre le rhume, les catarrhes aigus ou chroniques, la phtisie pulmonaire et les maux de gorge.

Dragées balsamiques.

Ces dragées au baume de copahu et cubèbe associés à des extraits de plantes astringentes et toniques, sont bien supérieures aux capsules de copahu et autres que l'on trouve dans le commerce.

Elles n'occasionnent ni fatigue de l'estomac ni diarrhée et guérissent très rapidement·

Injection Moulin.

Cette préparation est un spécifique des inflammations du canal de l'urètre. On prend deux ou trois injections par jour. Son effet est plus certain si on lui associe les dragées balsamiques ou les pilules Arthaud-Moulin. Si l'on a quelques craintes de contagion, une injection répétée pendant plusieurs jours est un préservatif infaillible.

Baume contre les Engelures.

Cette petite préparation guérit en deux ou trois jours les engelures non ulcérées.
(*Voir engelures*).

Lotion Moulin ou Floridia du Dr C...

Cette lotion s'emploie avec le plus grand succès pour l'acné, les boutons, couperose, eczéma, démangeaisons, rougeurs, et en général toutes les affections cutanées.

Bien imbiber un morceau de coton ou de linge fin, frictionner deux fois par jour, laisser sécher. Essuyer après si l'on veut.

Une à deux grandes cuillerées en lotions ou injections pour la toilette des dames. Elle blanchit la peau, enlève les rides, fortifie les tissus en leur rendant leur aspect rosé. Frictions après la toilette à l'aide d'une éponge ou d'un linge imbibé de liquide pur.

Savon dermatique Moulin.

Bien supérieur aux autres savons pour la toilette. Indispensable pour les maladies de la peau.

Pilules Glycocides Coulpier,

pour la guérison du Diabète et des Maladies d'estomac.

Le diabète est une affection assez fréquente chez les personnes en possession de leurs forces physiques.

On sait qu'il réside uniquement dans un vice d'assimilation, et généralement, un ralentissement de la nutrition.

Les traitements jusqu'ici employés, étaient plutôt palliatifs que curatifs, par suite de la grande difficulté d'approprier un médicament stable et toujours identique dans ses effets. Les pilules Coulpier sont maintenant connues d'un grand nombre de médecins et personne n'ignore les propriétés du permanganate de lithine associé au méthylarsinate de soude. Sous leur influence le sang redevient à son état normal, l'urine retrouve son alcalinité et la peau souvent couverte d'éruptions reprend son fonctionnement habituel. La quantité de sucre contenu dans les urines diminue et bientôt disparaît complètement.

En même temps les troubles digestifs cessent. De tous les symptômes des affections de l'estomac, ceux que l'on remarque le plus souvent sont une espèce de gonflement (météorisme), état nauséeux, traduit sous le nom de mal de cœur, vertiges, etc. Ces phénomènes se produisent surtout après l'absorption des corps gras : sauces, ragoûts, etc., et aussi des crudités.

Nous avons vu quantité de personnes qui ne pouvaient absorber un atôme de gras de viande, le digérer facilement dès l'emploi des pilules glyco-cides Coulpier.

Dans la furonculose, l'expérience a démontré qu'elles agissaient beaucoup mieux que tous les ferments préconisés. Cela s'explique d'ailleurs assez facilement : notre produit détruit les microbes, les ferments les développent.

La dose est de 8 à 12 pilules par jour, prises en deux ou trois fois au milieu des repas.

Papier Coulpier,

pour les cors, oignons, durillons, etc.

Mouiller le cor légèrement avec un peu d'eau ou de salive ; appliquer dessus un morceau de papier, de la même grandeur, à peu près. Après douze heures, ou plus, gratter avec un coupe-cor, canif ou rasoir pour enlever le papier et les parties mortifiées ; replacer un autre papier et recommencer l'opération jusqu'à la guérison qui demande généralement 6 à 8 applications. En appliquant après quelques heures, un autre papier, sans enlever le premier, l'action est plus énergique.

Nous recommandons de bien enlever toute la

matière cornée qui se trouve insensibilisée et durcie par le papier.

Si le cor est trop douloureux, appliquer un cataplasme de fécule ou d'amidon.

On a constaté qu'en appliquant du papier le matin et un cataplasme le soir, on arrivait souvent au bout de 2 ou 3 jours à déraciner complètement le cor avec l'ongle.

Pâte épilatoire.

Une application suffit pour faire tomber les poils et duvets qui font le désespoir de nos belles mondaines.

Potion anti-asthmatique Coulpier.

Cette préparation a toujours donné des résultats merveilleux et immédiats lorsqu'on l'emploie concurremment avec les pilules d'Arthaud-Moulin. Elle se prend à la dose d'une cuillerée à potage matin et soir, et au moment des accès violents.

Le Baume contre les engelures, Dragées balsamiques, Limonade végétale, Mixture odontalgique, Papier Coulpier, Pastilles Coulpier, Pâte de Dattes, Pâte épilatoire, Pilules Arthaud-Moulin, Pilules glycocides Coulpier, Pommade dermatique Moulin-Coulpier, Pommade antipelliculaire, Poudre ferro-manganique, Savon dermatique Moulin, sont envoyés *franco* par la poste contre l'envoi d'un mandat ou timbres-poste.

Le Berberis Moulin, Élixir dentifrice, Essence de Salsepareille iodurée, Injection Moulin, Lotion Moulin ou Floridia, Potion antiasthmatique Coulpier, Sirop lénitif pectoral Moulin, Vin de Berberis sont envoyés par chemin de fer, en gare la plus rapprochée, ou à domicile s'il y a un service de factage.

Toute commande au-dessus de 10 francs est expédiée **franco**, avec le *Manuel de la santé*.

APERÇU DES PRIX

DES

PRINCIPALES SPÉCIALITÉS

DE LA PHARMACIE ARTHAUD-MOULIN

Baume contre les engelures . . . . . . le flacon **1 25**
Berberis Moulin . . . . — **3** »
Dragées Balsamiques . . . 1/2 boîte, 2 50 ; la boîte **5** »
Elixir dentifrice au quina, gaiac et cochlearia, le flac. **2** »
Essence de Salsepareille iodurée . . . . . — **6** »
        les 3 flacons, 17 fr. ; les 6 — **30** »
Injection Moulin. . . . . — **3** »
Limonade végétale . . . . — **1 75**
Lotion Moulin, ou Floridia . . . . . . le flacon **3** »
Mixture odontalgique. . 1/2 flacon, 1 fr. 25 ; — **2** »
Papier Coulpier, contre les cors, la feuille, 1 25 ; les 2 f. **2** »
Pastilles d'ext. de goudron Coulpier, la 1/2 boîte, 1 25 ;
        la boîte **2 50**
    —   — et chlorate de Potasse,
        la 1/2 boîte, 1 25 ; la boîte **2 50**
Pâte pectorale balsamique de dattes . . . la boîte **1 25**
Pâte épilatoire . . . . le pot **5** »
Pilules Arthaud-Moulin, boîtes . . à 2 4 6 et **14** »
        (l'un ou l'autre numéro).
Pilules Glycocides Coulpier, le flacon de 100 pilules **5** »
Pommade Moulin-Coulpier . . . . le pot **2 50**
Pommade antipelliculaire . . . . . . — **3** »
Potion antiasthmatique Coulpier . . . . le flacon **5** »
Poudre ferro-manganique du Dr Du Vivier, le flac. 2 »
        les 6 flacons **10** »
Savon dermatique Moulin. . . . . . le morceau **1** »
Sirop lénitif pectoral Moulin. . . . . . le flacon **2** »
Vin de Berberis Moulin. . le 1/2 litre, 3 50 ; le litre **6** »

La Rochelle, Imprimerie Nouvelle Noël Texier et Fils.
Vaudey, représentant, 16, Galerie Colbert, Paris.

AVIS

LES PILULES ARTHAUD-MOULIN sont composées exclusivement de substances végétales. Leurs propriétés purgatives et dépuratives sont démontrées par l'expérience de plus d'un demi-siècle.

Aussi existe-t-il peu de médicaments sur lesquels l'imagination des contrefacteurs se soit plus exercée. Quelques-uns imitent tellement bien la forme extérieure de nos boîtes, qu'il est très difficile de les distinguer ; ce n'est qu'en les employant que l'on s'aperçoit qu'elles ne produisent pas d'effets, ou même qu'elles sont nuisibles à la santé.

Pour éviter ces graves inconvénients, nous ne saurions trop engager nos clients à écrire directement à notre maison,

3o, rue Louis-le-Grand, à Paris.

Nous expédions par retour du courrier et franco toutes les demandes qui nous sont adressées.

Pour le paiement il suffit d'envoyer un mandat au nom de **MOULIN**, ou des timbres-poste.

Nous expédions aussi contre remboursement, mais ce moyen est très onéreux et toujours à la charge du client.

Nous donnons quelques lettres dans le cours de cet ouvrage. Sur demande, nous enverrons le nom et l'adresse des personnes qui nous les ont adressées, il suffit de mentionner le numéro.

www.ingramcontent.com/pod-product-compliance
Ingram Content Group UK Ltd.
Pitfield, Milton Keynes, MK11 3LW, UK
UKHW020924140726
13695UKWH00003B/967